HÁBITOS QUE TE SALVARÁN LA VIDA

Dra. Odile Fernández

HÁBITOS QUE TE SALVARÁN LA VIDA

Cómo controlar la inflamación, los picos de glucosa y el estrés

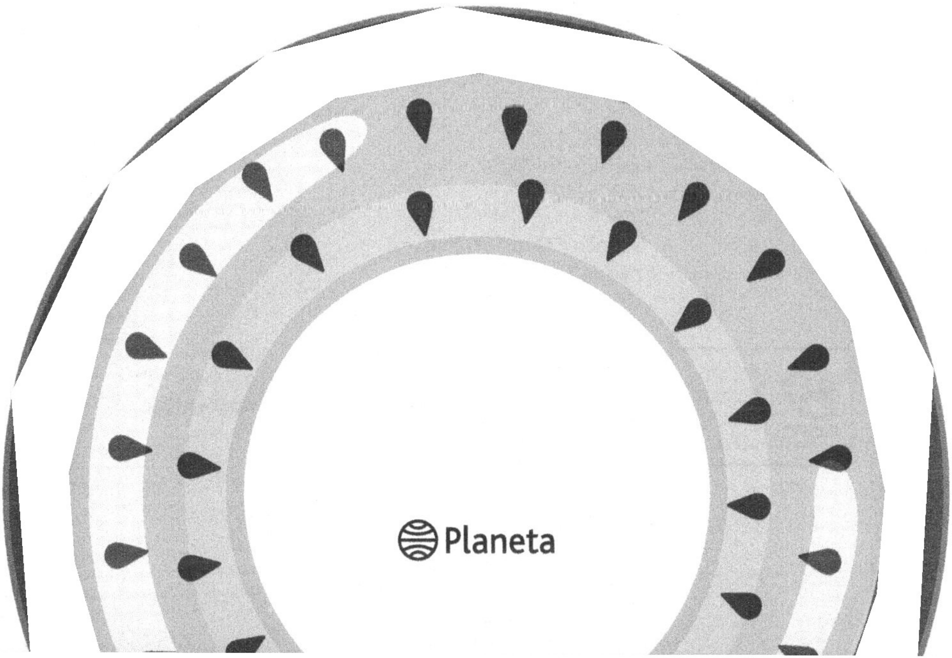

Planeta

Nota: el contenido de este libro no sustituye la opinión de ningún médico ni pretende desprestigiar ningún tratamiento oficial.

Av. Diagonal, 662-664, 08034 Barcelona
www.planetadelibros.com

Ilustraciones de interior: © Dímeloengráfico, © Freepik
Diseño de interior y maquetación: Dímeloengráfico

Primera edición: abril de 2023
Quinta impresión: agosto de 2023
Depósito legal: B. 4.500-2023
ISBN: 978-84-08-27045-4
Preimpresión: J. A. Diseño Editorial, S. L.
Printed in Spain – Impreso en España

El papel utilizado para la impresión de este libro está calificado como **papel ecológico** y procede de bosques gestionados de manera **sostenible.**

A la abuela Carmela

CONTENIDO

Bloque II

SI NOS INFLAMAMOS, ENFERMAMOS

Bloque III

DE LA TEORÍA A LA MESA: ¿CÓMO REGULAR LA GLUCEMIA Y LA INFLAMACIÓN EN EL DÍA A DÍA?

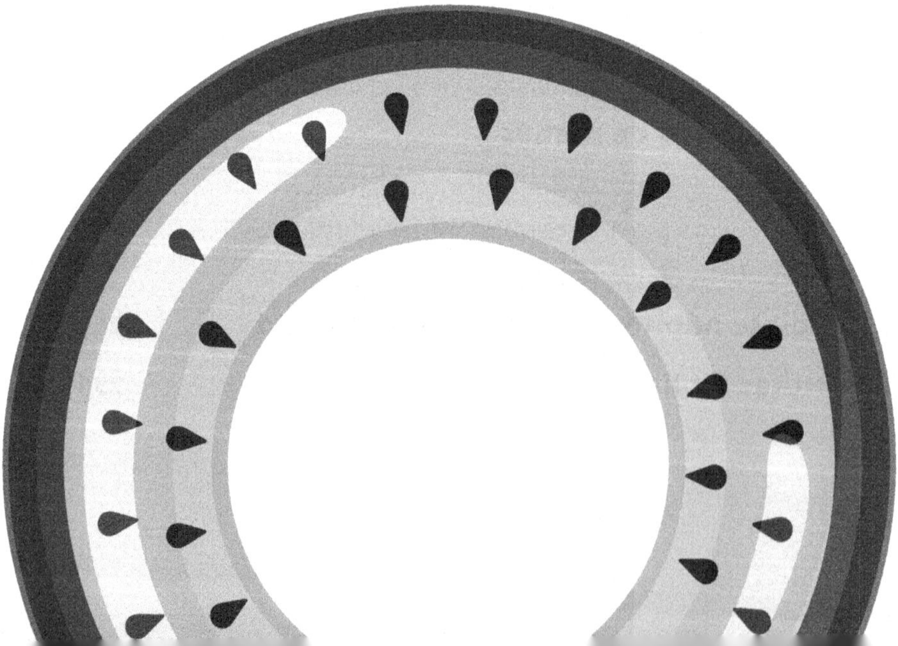

INTRODUCCIÓN

Querido lector, cuatro años después de mi último libro, aquí estamos de nuevo.

Y vengo con información revolucionaria.

Si me has ido siguiendo, seguro que ya estás familiarizado con las bases de la alimentación saludable y lo importante que es para mí. Pero lo que te voy a contar en las próximas páginas es algo totalmente nuevo, la clave para la prevención y el posible tratamiento de la mayoría de las enfermedades crónicas. Sí, lo que lees. Aunque en *Mis recetas anticáncer* ya hablamos de la importancia de regular la glucemia y de lo nefasta que es la inflamación crónica para la salud, ahora vamos a ir un paso más allá, porque la ciencia tiene ya más clara la relación de estos dos factores con la enfermedad. Voy a desvelarte cómo regular estos dos procesos para ganar salud y años de vida.

¿Qué me ha llevado a investigar sobre este tema? La pandemia.

El coronavirus nos trajo cosas malas, pero también alguna buena. Gracias a él me di cuenta de que había cosas que podía hacer para mejorar mi alimentación. Mi intención era, en primera instancia, evitar el contagio, pero también que, si llegaba a infectarme, la enfermedad fuera lo más leve posible. Así conseguimos no contagiarnos en casa.

Durante la pandemia dediqué mucho tiempo a leer, pero no las noticias alarmantes ni la última hora sobre el número de contagios. Leí todo lo que publicaban las sociedades y revistas científicas sobre el modo de actuar del virus. De ese modo supe que este coronavirus en cuestión provocaba una cascada inflamatoria brutal que ponía en jaque la vida del contagiado. También que se había observado que las personas obesas, las diabéticas y aquellas con déficit de vitamina D tenían un mayor riesgo de padecer la enfermedad. Esta combinación es clave en todas las enfermedades:

(Inflamación + picos de glucemia + déficit de vitamina D = pérdida de la salud) = enfermedad

Y de todo ello vamos a hablar en el libro.

Pero no creas que mi reacción ante la pandemia fue así desde el principio.

Las primeras semanas de encierro, el aburrimiento y la prohibición de salir de casa me llevaron a recuperar hábitos de mi adolescencia. Picoteaba a todas horas y comía a menudo mi plato favorito de aquella época: macarrones con tomate. Para matar el tiempo, hice bizcochos y galletas y, claro está, no me movía lo suficiente. ¿Qué paso? Pues que empecé a sentirme cansada y a tener sueño las veinticuatro horas del día. Me arrastraba por las esquinas, estaba triste, desmotivada, no pensaba con claridad y me sentía embotada. Volvió el acné juvenil y perdí masa muscular. Yo combatía esta sensación a base de macarrones con tomate, que me daban un subidón tras comerlos, aunque al rato el cuerpo me pedía también bizcocho o chocolate. Dejé de escribir y estaba menos activa en redes. Aquella sensación me resultaba familiar y empecé a preocuparme y a pensar si habría vuelto el cáncer.

¿Qué estaba pasando?

Un día, por fin, até cabos: ¡los macarrones con tomate! Antes de cambiar mi alimentación debido al cáncer de ovario que me diagnosticaron en 2010, yo era fan de los macarrones con tomate para cenar. Es cierto que en aquella época los tomaba de harina blanca y salsa de tomate convencional y ahora eran integrales con salsa de tomate eco, pero por lo demás eran idénticos. Y yo también me sentía igual de cansada y de somnolienta, con los mismos cambios drásticos de humor, que me hacían pasar de la euforia a la más honda tristeza en un abrir y cerrar de ojos y con los mismos antojos de dulce.

Estaba volviendo a abusar de los hidratos, y mi cuerpo se resentía. Cuando fui consciente de lo que pasaba, decidí releer mi primer libro para volver a ponerme las pilas y recuperar los buenos hábitos. Pero cuando acabé de leer sentí que quería saber más. ¿Por qué me cansaban tanto los macarrones con tomate? ¿De dónde venían todos esos antojos? Así que me fui a PubMed, mi fuente de información científica favorita, y empecé a leer y a empaparme de los últimos estudios, que me confirmaron que una dieta rica en hidratos, aunque fueran integrales, podía ser la causa de mis síntomas y de mi estado de ánimo. **Los azúcares que estaba tomando producían picos de glucemia e inflamación, que se traducían en una constante montaña rusa de glucosa e insulina en mi organismo.** Esto estaba produciendo un aumento de inflamación crónica en mis tejidos, que podía derivar en enfermedad.

Fue entonces también cuando empecé a leer sobre los mecanismos de acción del virus y comprobé que **inflamación, obesidad, diabetes, hiperglucemia y déficit de vitamina D** equivalían a tener un **mayor riesgo de contraer una COVID grave,** pero también **cáncer, depresión, enfermedad cardiovascular, acné,** etcétera.

Con todos estos datos en mis manos, decidí abandonar el sofá y volver a tomar las riendas en la cocina. Empecé a comer mejor, a hacer el ejercicio que podía dentro de casa y a tomar un suplemento de vitamina D y melatonina por las noches. Mi ánimo mejoró y recuperé la vitalidad.

Durante el tiempo restante de confinamiento, seguí comiendo macarrones, pero ya no lo hice a diario ni por la noche. Además, los acompañaba de grasas y proteínas saludables y hacía ejercicio después de comerlos. En general, incrementé el consumo de vegetales, sobre todo al inicio de las comidas, me pasé al desayuno salado, empecé a tomar vinagre antes de las comidas y a entrenar después de comer. Así fue como desaparecieron **los antojos, el cansancio, el acné y el sueño a todas horas** y regresaron **las ganas de entrenar y la motivación.** Por fin volvía a ser la Odile postcáncer. **Me sentía más viva y ágil que nunca.**

En cuanto nos lo permitieron, me entregué a la práctica de deporte al aire libre. Tenía que recuperar el tiempo perdido. Durante dos años me centré en el deporte: correr, salir con la bici, entrenar fuerza y hacer *crossfit*. Entre mis tres hijos y el deporte me quedé literalmente sin tiempo para hacer nada más. Soy una persona intensa y, cuando me entrego a algo, lo hago de verdad, a tope. Además, estaba tan bien y tan llena de energía gracias a mi nueva forma de comer que sentía que a mis 42 años estaba más viva que nunca. Incluso gané algunas competiciones.

En este contexto, mi editora me propuso participar en un nuevo proyecto editorial sobre cómo afrontar la muerte y vivir con más consciencia el día a día. Para alguien como yo, que cada mañana doy gracias por un nuevo amanecer y me rijo por el lema del *carpe diem*, era una propuesta totalmente a mi medida. Pero no cuajó, porque yo no tenía la motivación ni la inspiración suficiente para sentarme a escribir. Estaba con otras cosas.

Sin embargo, algo cambió hace unos meses, cuando empecé a trabajar de forma voluntaria con una asociación que se había montado en mi ciudad, Granada, dando sentido de nuevo a mi conocimiento y poniendo en valor mi experiencia. UAPO son las siglas de la Unidad de Apoyo al Paciente Oncológico, un lugar donde los enfermos con cáncer reciben un tratamiento integral para su enfermedad, con ejercicio físico personalizado, asesoramiento en nutrición y apoyo psicológico. Un sitio donde se entrena duro, sí, pero también se desconecta de la enfermedad, de las pruebas médicas y de la quimio. Un sitio donde te reciben con una sonrisa, donde te sientes rodeado de amor y cariño. Una maravilla. Allí no entra la palabra *cáncer* y todo se tiñe de color verde esperanza.

Un lugar así es el que yo habría necesitado durante mi enfermedad. Cuando lo conocí, pensé en cómo podía colaborar con el proyecto y se me ocurrió aportar mi experiencia personal y conocimientos sobre onconutrición. Así que empecé a impartir talleres y a dar asesoramiento sobre alimentación anticáncer. Pero tenía que hacer algo más. Tenía que escribir un libro solidario con información actualizada y herramientas nutricionales útiles tanto para los pacientes de la fundación como para cualquier persona que quiera recuperar la salud, sea cual sea su dolencia.

Han pasado diez años desde que salió a la venta *Mis recetas anticáncer*. En este tiempo han cambiado muchas cosas y se han hallado más evidencias sobre cómo puede **la alimentación mejorar la calidad de vida de los pacientes, la eficacia de los tratamientos y la supervivencia de los enfermos** y, sobre todo, **prevenir** no solo **el cáncer,** sino **la diabetes, las enfermedades cardiovasculares, el alzhéimer, la depresión, la enfermedad inflamatoria intestinal, el acné, la infertilidad y el síndrome del ovario poliquístico.**

Este libro no busca solo ayudar y mejorar la salud de sus lectores, sino que tiene también una finalidad solidaria, porque **parte de sus beneficios irán destinados a la UAPO.**

Si este es el primer libro mío que lees no te preocupes, porque iremos paso a paso. **Bienvenido al maravilloso mundo de la cocina que nos sana y nos nutre.**

Odile Fernández

Si quieres saber más, puedes seguirme en redes sociales, donde comparto a diario información científica actualizada sobre cáncer, salud y alimentación.

<WWW.MISRECETASANTICANCER.COM>
@MISRECETASANTICANCER

Si quieres más información sobre la UAPO, la encontrarás en su página web y en redes sociales.

<FUNDACIONUAPO.ORG>
@FUNDACIONUAPO

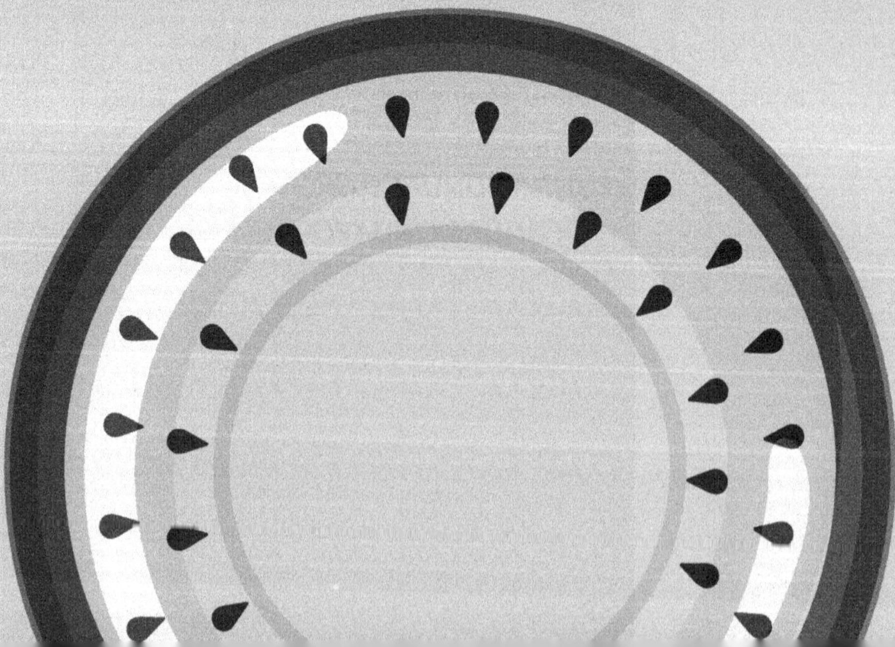

Bloque I

LOS PICOS DE GLUCEMIA, UNOS ASESINOS SILENCIOSOS QUE TIENES QUE CONOCER

ENTENDER EL CUERPO: NOCIONES DE FISIOLOGÍA HUMANA

Querido lector, vamos a empezar con la parte más árida del libro, la parte teórica. Entiendo que quizás no te apetezca mucho conocer la fisiología humana: son muchos conceptos, muchos términos que a lo mejor no conoces, mucha información sobre cómo funciona el cuerpo humano y, además, vamos a explicar algunos procesos que pueden resultar difíciles de entender. Pero te ruego que **no te la saltes, porque es muy importante que conozcas cómo funciona tu cuerpo y que aprendas a escuchar sus mensajes para que entiendas qué te está diciendo.** Te prometo que vamos a desmenuzar la información para que sea fácil de asimilar y así puedas hacer un curso exprés de fisiología.

Decía Sócrates que solo hay un mal, la ignorancia. La información es poder y, **si sabemos qué ocurre en nuestro cuerpo, podremos ayudarlo a sanar de manera consciente, entendiendo, por ejemplo, por qué le vamos a dar brócoli en vez de azúcar o a preferir las**

legumbres a la carne. En fin, que antes de poner en práctica las recomendaciones de este libro, **quiero que entiendas el porqué; en qué me baso para proponerte un estilo de vida concreto y no otro.** Así que vamos allá. Vamos a introducirnos en el maravilloso mundo de la fisiología humana.

**FISIOLOGÍA HUMANA:
PARTE DE LA BIOLOGÍA QUE
ESTUDIA LOS ÓRGANOS DE LOS SERES
HUMANOS Y SU FUNCIONAMIENTO.**

Presta atención a las señales

Nuestro cuerpo nos habla todos los días. A veces lo hace bajito y otras a gritos, aunque no siempre lo oímos, porque en ocasiones estamos tan desconectados de lo que sentimos que pasamos por alto muchas señales de alarma. Yo era así antes de mi cáncer. No le daba importancia al cansancio constante, ni a las malas noches, ni a un estado de ánimo deprimido sin razón aparente. Cuando me puse a investigar para escribir mi primer libro, *Mis recetas anticáncer*, todo encajó y entendí todos los síntomas que había estado experimentando desde mi adolescencia hasta el momento de enfermar. Desde entonces, aguzo el oído para escucharme y estar atenta a las señales que me envía el cuerpo.

Lo que ingerimos y la actividad física que hacemos a diario influyen en los millones de células y bacterias que habitan nuestro interior. Y, cuando hay problemas, el cuerpo nos avisa en forma de **cansancio crónico, diarrea o estreñimiento, dolores de cabeza, antojos, acné, cambios de humor** y, en los casos más graves, **diabetes, enfermedades cardiacas, problemas de fertilidad, alzhéimer o cáncer.**

Nuestro entorno nos dificulta la tarea de cuidar de nuestro templo. Vivimos en una **sociedad estresada,** en la que no tenemos tiempo para ir a comprar productos frescos, cocinar o hacer ejercicio. A veces no tenemos ni tiempo para sentarnos a comer. **Nutrir nuestro cuerpo se está convirtiendo en una tarea ardua.** La industria nos bombardea con anuncios que invitan a comer alimentos ultraprocesados, sobre todo al público infantil. Los pasillos de los supermercados están repletos de alimentos ricos en azúcares y grasas poco saludables. Los pasillos donde encontramos productos frescos y sin procesar se pueden contar con los dedos de una mano. Los mensajes que nos envían la industria y algunos profesionales y los que envía la ciencia no acostumbran a coincidir. «Come de todo», «El desayuno es la comida más importante del día», «Si no tomas leche te descalcificas», «El azúcar es imprescindible para el cerebro», «Para perder peso tienes que comer pocas calorías», «Los zumos son una fuente de vitaminas». Recibimos tantos mensajes, a menudo contradictorios, que ya no sabemos a quién creer y nos sentimos aturdidos. Por eso, antes de que empieces a hacer nada para mejorar tu salud, quiero que entiendas **los mensajes de tu cuerpo,** que entiendas **cómo funciona,** y ya después nos pondremos manos a la obra para **recuperar la salud** (si la hemos perdido) o a **cuidarnos un poquito más.**

Mitocondrias y glucosa: el origen de la enfermedad

Vamos a empezar hablando de las mitocondrias. Las mitocondrias son unos compartimentos especializados dentro de las células del cuerpo, responsables de generar la mayor parte de la energía que necesitamos. Son ellas las que transforman la energía química de los alimentos en energía mecánica para que podamos movernos y funcionar. Cuando las mitocondrias no funcionan de forma adecuada, hablamos de disfunción mitocondrial, que implica que las células no van a poder obtener suficiente energía. Cuando esto pasa, el combustible no utilizado se acumula en las células, lo que causa daños y lesiones en ellas, e incluso puede llegar a provocar la muerte celular. La mayoría de las enfermedades crónicas se originan por una disfunción mitocondrial. Vamos a ver cómo funcionan las mitocondrias y cómo influye en ellas la glucosa.

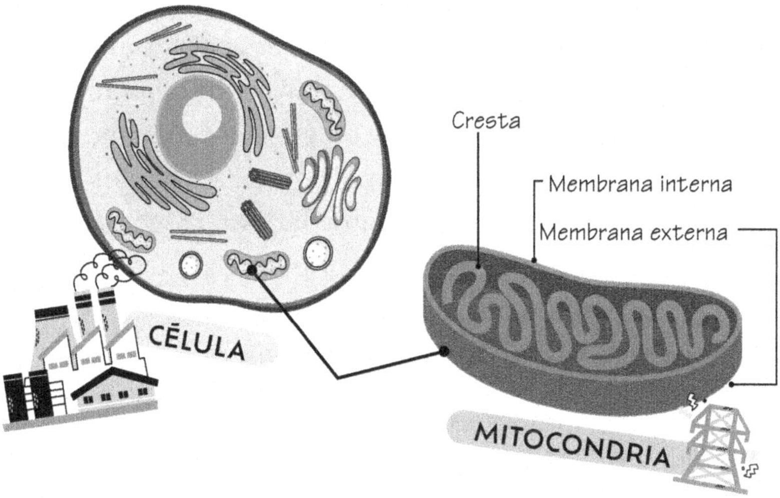

¿Cómo funciona nuestra maquinaria?

Nuestro cuerpo es una máquina de precisión, una gran fábrica donde trabajan empleados muy cualificados, las células, que realizan a las mil maravillas las funciones para las que han sido programadas. Nuestros órganos y tejidos constituyen los departamentos de esta fábrica, y tienen múltiples funciones. Unos están especializados en bombear sangre con alimento y oxígeno a todos los empleados, otros se encargan de que veamos, otros de que sintamos y nos emocionemos, otros de que oigamos, etcétera, y todos trabajan coordinados y en perfecta armonía. Para que estos empleados, las células, trabajen bien sincronizados y con un rendimiento excelente, necesitamos una gran caldera central que funcione adecuadamente y mantenga una temperatura y condiciones óptimas en todos los departamentos de la fábrica. Esta caldera son nuestras mitocondrias, que se encargan de la producción de energía o alimento para nuestras células y el mantenimiento de la temperatura corporal. Cuando la caldera no funciona bien, todo se desajusta y el sistema empieza a fallar. Estos fallos en la función de las mitocondrias constituyen la base de enfermedades como la obesidad, la diabetes tipo 2, las patologías cardiovasculares, el cáncer, el envejecimiento, el alzhéimer y el párkinson.[1]

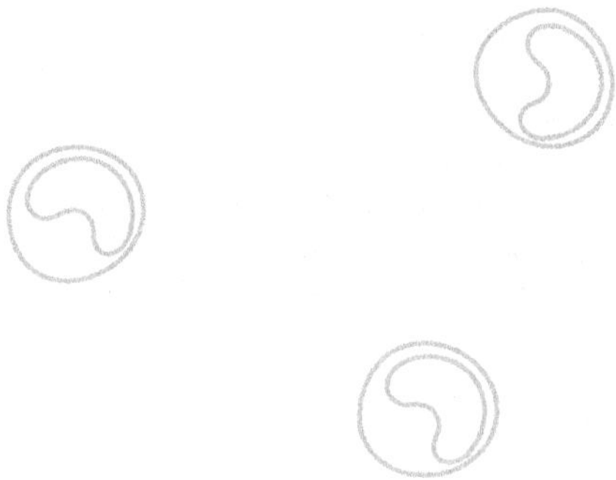

¿Cómo producen energía las mitocondrias?

Las mitocondrias son nuestra caldera, nuestra central energética, que se alimenta de los carburantes metabólicos (sobre todo de glucosa, pero también de grasas y proteínas) que obtenemos de los alimentos y los transforma en ATP, el sustrato que necesitan las células para funcionar. A partir de este punto, y para simplificar un poco este tema tan complejo, vamos a centrarnos en el metabolismo de la glucosa como fuente de energía. Quiero dejar claro que la glucosa es necesaria como carburante metabólico, pero también que su exceso da origen a la mayoría de las enfermedades crónicas. Por eso, vamos a dedicar algo de tiempo a conocer la glucosa, antes de aprender a controlarla para mejorar nuestra salud.

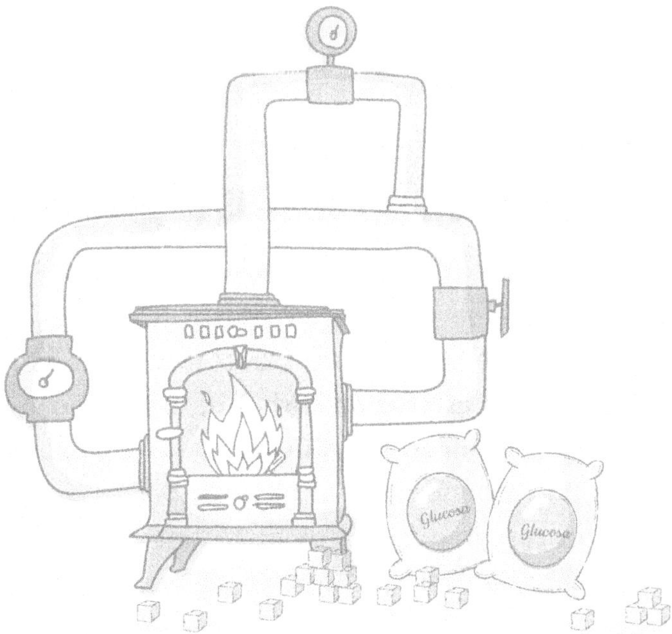

LA GLUCOSA. ¿HÉROE O VILLANO?

Nuestras células necesitan glucosa para vivir, ya que es su principal fuente de energía. Dependiendo del tipo de célula donde se metabolice, la glucosa servirá para desempeñar una de las múltiples tareas que nos mantienen vivos y en marcha. Por ejemplo, las células inmunitarias la usan para defendernos de agresiones externas; las células del corazón, para contraerse; las células del ojo, para ver, y un largo etcétera.

¿Cómo obtienen las células la glucosa?

Nuestro organismo obtiene la glucosa que necesita para funcionar de los alimentos que ingerimos, principalmente de los **hidratos de carbono,** también conocidos como **carbohidratos** o **glúcidos.** Así, la glucosa es el hidrato de carbono más simple y el cuerpo la extrae mediante la descomposición de los distintos tipos de hidratos de carbono presentes en los alimentos. Vamos a verlos.

Azúcares naturales

Llamamos *azúcares naturales* al azúcar presente en la fruta, la leche y, en menor medida, los vegetales.

La fruta contiene tres tipos de azúcar: glucosa, sacarosa y fructosa, que son los responsables de su sabor dulce. El cuerpo absorbe y emplea cada uno de estos azúcares de forma distinta: la glucosa es la que absorbe más rápido, porque no tiene que descomponerla; la sacarosa tiene que descomponerla en glucosa y fructosa, un proceso también bastante rápido, y, por último, la fructosa la descompone a un ritmo más lento y solo tras alcanzar el intestino. El azúcar de la leche es la lactosa, que nuestro cuerpo descompone con facilidad en glucosa y galactosa. Los vegetales, por su parte, contienen glucosa y fructosa en proporciones pequeñas.

Así, los azúcares naturales, a excepción de la fructosa, se transforman y pasan a la sangre con rapidez. Esto tiene dos efectos: el primero, nos proporcionan energía de forma inmediata; el segundo, incrementan de forma brusca el nivel de glucosa en sangre, lo que produce un pico.

En cambio, la mayoría de las células del cuerpo no pueden metabolizar la fructosa, por lo que esta se absorbe en el intestino y, de ahí, pasa al hígado y los riñones para que estos la transformen en glucosa, glucógeno y partículas grasas, como los triglicéridos. Esto hace que el incremento de azúcar en sangre que provoca la fructosa no sea tan rápido, pero en cambio sea más peligroso.

Azúcar añadido

Llamamos azúcar añadido al que añade a los alimentos la industria alimentaria en forma de glucosa, sacarosa, fructosa y maltosa y también al que añadimos nosotros a los alimentos que cocinamos. Este tipo de azúcar está omnipresente en la alimentación occidental, sobre todo porque los ultraprocesados son muy ricos en azúcar añadido. Esto no es más que una estrategia comercial, ya que, al añadir azúcar a un alimento, este se convierte en más dulce y sabroso y, por lo tanto, en más apetecible y tentador. Por eso, los refrescos, los postres y las bebidas energéticas y deportivas son nuestras principales fuentes de azúcares añadidos.

En el apartado anterior ya hemos explicado que nuestro cuerpo absorbe y transforma con mucha rapidez la glucosa y la sacarosa, por lo que ambas causan picos en sangre poco después de su ingesta. Con la maltosa, que se descompone en glucosa, sucede algo parecido. En cuanto a la fructosa, la industria alimentaria también la emplea como parte del azúcar añadido en muchos productos y esto tiene gandes efectos negativos para la salud, porque, como ya hemos dicho, los picos que genera la fructosa son los más peligrosos. Lo que sucede es que, para el ser humano, la fructosa era originalmente un nutriente natural de temporada, que se consumía sobre todo en verano y otoño, que eran las épocas de producción natural de las frutas y vegetales. Sin embargo, en la actualidad, se ha convertido en parte permanente y abundante de nuestra dieta como azúcar añadido en muchos productos. Si quieres encontrarla, busca estas denominaciones en las etiquetas: jarabe de maíz de alta fructosa y jarabe de fructosa.

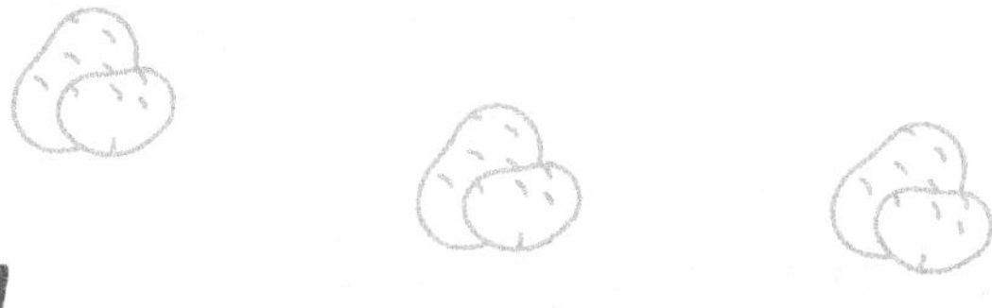

Almidón

Los almidones son azúcares complejos. Para que te hagas una idea, son el equivalente a que varias moléculas de glucosa se dieran la mano y nuestro cuerpo tuviera que separarlas para metabolizarlas. Para lograrlo, el organismo emplea una enzima llamada **alfa-amilasa.** Los alimentos ricos en almidón son la fécula de maíz (conocida también como *maicena*), las patatas, los boniatos, la tapioca, el arroz, etcétera. Como el cuerpo tiene que romper las uniones entre las moléculas de glucosa antes de metabolizar el almidón, este se asimila más despacio después de la ingesta, lo que hace que el nivel de azúcar en sangre se incremente de forma más lenta y progresiva y, también, que estos alimentos nos sacien durante más tiempo.

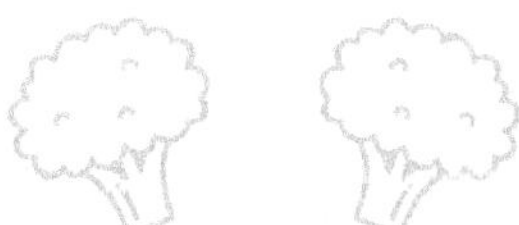

Fibra

La fibra son hidratos de carbono que no podemos descomponer o, al menos, no del todo. Así, la fibra no se transforma en glucosa, por lo que no nos aporta energía; sin embargo, su presencia es muy importante, porque contribuye a la digestión de los hidratos, cuida nuestra microbiota y ralentiza la absorción de la glucosa.

Tipos de hidratos de carbono

Acabamos de explicar los hidratos de carbono según su origen y composición química, pero esta no es la única manera que tenemos de clasificarlos. El almidón, la glucosa, la sacarosa, la lactosa, la fructosa y la fibra también pueden dividirse en dos grupos bien diferenciados: los **azúcares o hidratos de absorción rápida** y los **azúcares o hidratos de absorción lenta.**

La glucosa, la sacarosa, la fructosa y la lactosa, que se convierten rápidamente en energía y provocan picos o incrementos bruscos de los niveles de glucosa en sangre, pertenecen al primer grupo, mientras que la fibra y el almidón, que aportan energía de forma regular y progresiva durante más tiempo, pertenecen al segundo.

La complicación llega porque la mayoría de los alimentos contienen hidratos de distintos tipos en distintas proporciones. Por ejemplo, la patata es rica en almidón, pero también contiene glucosa, fructosa y sacarosa, aunque en proporciones pequeñas. El brócoli, en cambio, está compuesto principalmente por fibra, pero también contiene pequeñas cantidades de azúcares y almidón.

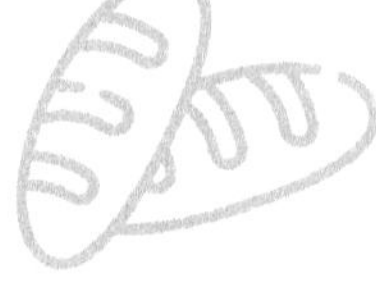

¿Podemos funcionar sin hidratos de carbono?

Hay gente que cree que si no toma hidratos de carbono su cuerpo no va a obtener suficiente energía y quizá hayas oído alguna vez la afirmación de que nuestro cerebro no funciona sin azúcar. Pero nada de eso es cierto, porque la verdad es que nuestro cuerpo está preparado para obtener energía hasta de debajo de las piedras y puede obtener glucosa tanto de las proteínas como de las grasas que ingerimos, mediante un proceso llamado **gluconeogénesis.** De hecho, hasta en los momentos en los que la glucosa procedente de alimentos escasea, el cuerpo es capaz de metabolizarla a partir de sus propios depósitos de grasa. Es algo que a veces deseamos que suceda, *quemar grasa* lo llamamos.

Puede que después de leer esto creas que, entonces, lo que hay que hacer es dejar de tomar hidratos. Pero tampoco. Aunque el cuerpo se las apañe para obtener la glucosa que necesita, lo cierto es que no es aconsejable eliminar los hidratos de carbono de la dieta, ya que contribuyen favorablemente al buen funcionamiento del organismo. Lo que sí conviene es que sepamos reconocer qué hidratos son los más saludables y en qué cantidades los necesitamos, porque gran parte de las calorías que gastamos todos los días deben proceder de los carbohidratos.

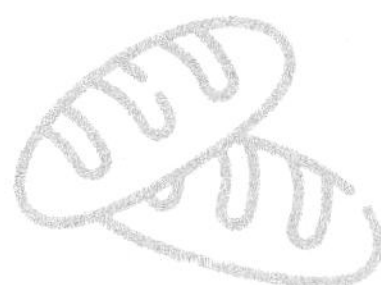
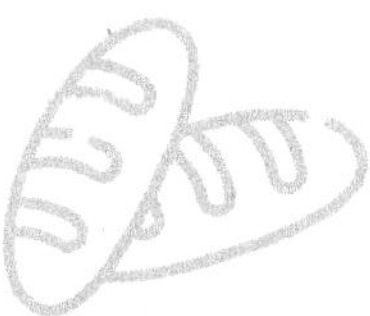
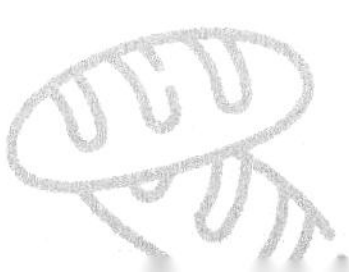

¿Cómo se metaboliza la glucosa?

El metabolismo de la glucosa empieza en el mismo momento en el que nos ponemos un alimento con hidratos de carbono en la boca y empezamos a masticarlo. De ahí, pasa al estómago, después al intestino, donde se transforma y absorbe, y, a continuación, la glucosa extraída pasa a circular por el torrente sanguíneo, que es como llega a todas las células de nuestro organismo.

Una vez en las células, la glucosa se convierte en energía gracias a la acción de las mitocondrias, que, como ya hemos dicho, son la central energética de nuestro cuerpo, nuestra caldera. Las mitocondrias transforman la glucosa que reciben en ATP, que es el sustrato energético de las células, mediante un proceso denominado **glicólisis** o **glucólisis,** del griego *glykys*, que significa «dulce» o «azúcar», y *lysis*, «dividir» o «separar».

Hasta aquí, todo bien. Los hidratos se ingieren y se dividen para obtener glucosa, que se absorbe y llega a las células, donde las mitocondrias la metabolizan y la convierten en la energía que necesitan para funcionar.

El problema llega cuando las mitocondrias reciben más glucosa de la que pueden procesar. Porque resulta que su capacidad de consumo de glucosa es limitada. Es decir, que tienen una velocidad de trabajo máxima que no pueden superar. Imagina las mitocondrias como una caldera de leña que mantiene estable la temperatura de la fábrica que es nuestro cuerpo. Una caldera funciona de manera óptima cuando añades la cantidad de leña para la que está diseñada. En cambio, si echas al fuego más madera de la que es capaz de consumir, esta se queda sin oxígeno y se ahoga, por lo que deja de funcionar y los trabajadores de la fábrica empiezan a pasar frío. Pues esto sucede con las mitocondrias, que pueden llegar a gestionar un ligero exceso de glucosa almacenándola en su interior, pero si reciben demasiada dejan de funcionar correctamente, lo que afecta negativamente a la célula donde se encuentran.

Efectos secundarios del metabolismo de la glucosa

El metabolismo de la glucosa, como cualquier proceso metabólico, da lugar a una serie de fenómenos fisiológicos (es decir, normales) que, si se descontrolan, como sucede con todos los excesos, pueden llegar a ser muy dañinos para nuestro organismo.

Radicales libres y estrés oxidativo

Como ya hemos dicho, las mitocondrias emplean la glucosa para obtener ATP, pero este proceso genera otros subproductos, entre ellos los **radicales libres (RL),** que son unos auténticos gamberros. Para que te hagas una idea, imagínalos como monstruitos con afán destructivo que dañan nuestro material genético (ADN) y pueden producir mutaciones e incluso activar genes supresores de enfermedades como el cáncer, lo que aumenta nuestras probabilidades de contraer esta enfermedad. Por si esto fuera poco, también dañan las membranas celulares, que dejan de funcionar de manera adecuada, aceleran el envejecimiento y aumentan el riesgo de muerte prematura.

Metáforas aparte, los radicales libres son átomos que contienen un electrón desparejado y que, para remediarlo, roban un electrón a las células sanas. Este robo provoca una reacción en cadena en la que la célula dañada hace lo mismo a otra célula sana para recuperar su equilibrio. Esta concatenación de robos de electrones es uno de los mecanismos que provoca el envejecimiento y puede conducir al desarrollo de enfermedades.

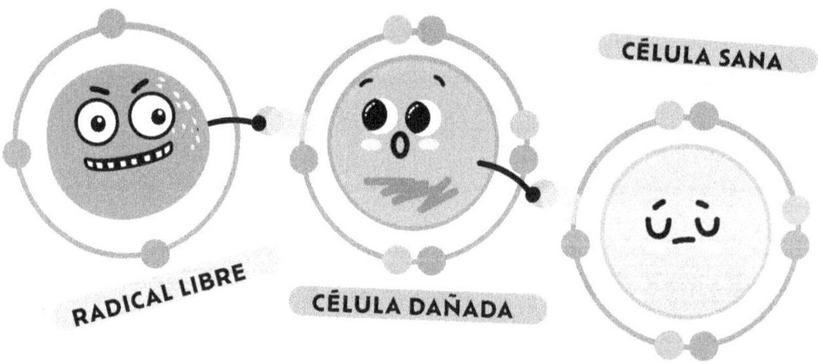

Cuando las mitocondrias reciben cantidades óptimas de glucosa, el cuerpo es capaz de eliminar los RL que genera su metabolismo mediante un **sistema an-**

tioxidante propio o **endógeno,** que los neutraliza e impide que dañen nuestro ADN. Este sistema endógeno puede recibir, además, el apoyo de los **antioxidantes exógenos,** que ingerimos a través de la comida y que abundan en los vegetales y las frutas. Los antioxidantes son, básicamente, moléculas que contienen muchos electrones que pueden «regalar» a los RL para que no toquen los de las células corporales.

Sin embargo, el exceso de glucosa en las mitocondrias da lugar a una tormenta de RL que el organismo, incluso con la ayuda exógena, es incapaz de gestionar. Esto, con el tiempo, puede provocar procesos de degeneración irreversibles, envejecimiento prematuro y dar pie a ciertas enfermedades como el cáncer o afecciones cardiacas.

Ahora, vamos a imaginar qué pasa si nuestra dieta es muy rica en azúcar y, por lo tanto, este exceso de glucosa en las mitocondrias es diario.

Volviendo a nuestra fábrica, tenemos la caldera funcionando a tope, con la consecuente emisión de gases tóxicos y sustancias de desecho (entre ellos, los radicales libres) que ni los mecanismos de ventilación de la fábrica ni el resto de los trabajadores pueden eliminar del todo. Así, esos gases y esa basura van envenenando poco a poco a todos los trabajadores de la fábrica que, además, están pasando frío porque la caldera funciona a marchas forzadas. Entre el frío y el ambiente contaminado, los pobres currantes empiezan a rendir peor y a cometer errores en sus tareas. Cuando esta situación tiene lugar en nuestro cuerpo, recibe el nombre de **estrés oxidativo** y es uno de los causantes del envejecimiento prematuro, la diabetes, el cáncer, las cardiopatías, el alzhéimer, etcétera.

Llegados a este punto, es importante dejar claro que el consumo excesivo de azúcar no es la única causa de estrés oxidativo. La contaminación ambiental, las radiaciones ionizantes, el estrés, el tabaquismo, las infecciones o la radiación UV también contribuyen a él. Sin embargo, en este libro nos centraremos sobre todo en los radicales libres causados por el consumo excesivo de azúcar.

¿DE DÓNDE VIENE ESTE CANSANCIO?

¿Sientes un agotamiento constante? ¿Tomas varios cafés al día y ni así logras cargar las pilas? ¿Duermes largas siestas y te despiertas con una sensación de cansancio aún mayor? Todos estos síntomas pueden estar relacionados con un mal funcionamiento de las mitocondrias, derivado de un exceso de aporte energético. Cuando las mitocondrias reciben un exceso de glucosa constante, se ven obligadas a trabajar por encima de sus posibilidades y acaban agotándose o funcionando de forma defectuosa, lo que se traduce en nuestro cuerpo en sensación de cansancio o agotamiento constante porque las calderas no están funcionando bien.

Glicación o caramelización de nuestro cuerpo

¿Sabías que, al nacer, las paredes de nuestra fábrica están limpias e impolutas, pero con el paso del tiempo van ensuciándose y convirtiéndose en caramelo?

El responsable de esta caramelización es un proceso llamado *glicación* o **reacción de Maillard,** que sucede cuando una molécula de glucosa o fructosa se une a una proteína para formar una **proteína glicada.** Esta reacción espontánea y normal en el organismo forma parte de la vida y es, también, el motivo por el que envejecemos y no vivimos eternamente. Pero además es una reacción que puedes observar con tus propios ojos, porque sucede también fuera del cuerpo, sobre todo en la cocina, cuando sometemos a calor determinados alimentos en barbacoas, parrillas o aceite hirviendo. Así, las proteínas glicadas son proteínas dañadas que el organismo no puede eliminar y causan el envejecimiento, un proceso que no podemos evitar, pues todos envejecemos, pero sí podemos retrasarlo.

Como quizá ya has deducido, el exceso de glucosa en el organismo favorece la glicación. De hecho, hay un análisis de sangre concreto que mide la llamada *hemoglobina glicada* o HbA1c y nos dice cuántas proteínas de glóbulos rojos se han glicado en los últimos meses, lo que proporciona una idea del nivel medio de glucosa en sangre, que se conoce como *glucemia*. Si la HbA1c está alta, significa que el proceso de glicación se ha producido de forma frecuente durante los últimos meses y, por lo tanto, que los niveles de glucemia han permanecido altos y hemos envejecido más deprisa.

La glicación afecta de forma importante a las personas **diabéticas.** En su caso, si la HbA1c está alta, significa que los niveles de glucosa han estado altos durante los últimos meses y, por lo tanto, que la diabetes está descontrolada. Por eso, una de las prioridades de las personas con diabetes es tener unos niveles bajos de HbA1c.

Las proteínas glicadas favorecen la aparición de diversos **trastornos:**

- Endurecimiento de los vasos sanguíneos, lo que da lugar a enfermedades cardiovasculares.
- Deterioro de los tejidos y envejecimiento prematuro.
- Alteración del colágeno y aparición de arrugas.
- Dificultad para cicatrizar.
- Opacificación del cristalino del ojo, lo que da lugar a cataratas.
- Aumento del estrés oxidativo.

LA REACCIÓN DE MAILLARD

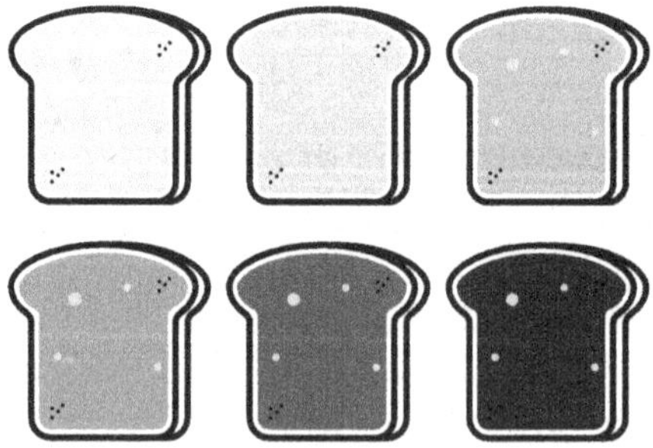

LOS PELIGROS DEL EXCESO DE FRUCTOSA

Antes hemos comentado que la fructosa es más dañina que la glucosa, pero no hemos explicado por qué. El motivo es que las moléculas de fructosa glican más rápido que las de glucosa, lo que las convierte en más dañinas. Ese es el motivo de que una alimentación basada en galletas y helados, que contienen mucha fructosa en forma de azúcar añadido, nos haga envejecer mucho más deprisa que una basada en arroz y pasta.

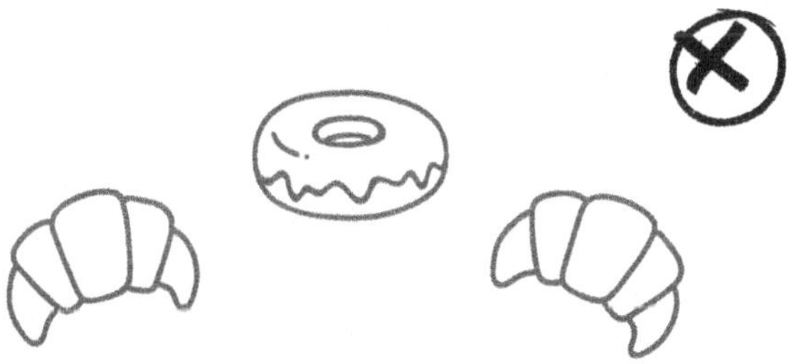

La inflamación de bajo grado y su relación con la glucosa

El exceso de radicales libres que provoca el exceso de glucosa en las mitocondrias pone en alerta al sistema inmune, que manda a macrófagos y linfocitos a intentar solucionar el problema. Imagina estas células como los guardias de seguridad de la fábrica, cuya misión es evitar cualquier ataque por parte de intrusos. Y los radicales libres son intrusos que, además, vienen con ganas de hacer destrozos en la fábrica, por eso nuestros guardias de seguridad los tratan como tratarían a cualquier virus o bacteria: eliminándolos. Para lograrlo, generan unas sustancias bastante lesivas llamadas *citoquinas*, entre las que se encuentran la interleucina (IL) 1 y 6 y el factor de necrosis tumoral alfa (FNT-α).[2] Estas sustancias son muy eficaces, pero no discriminan entre RL y otros tejidos, por lo que causan daños colaterales en forma de inflamación e irritación de los tejidos sanos.[3]

Por eso, si este estado de alarma de las células del sistema inmune se prolonga en el tiempo y, con él, la liberación de citoquinas, decimos que el cuerpo sufre una **inflamación crónica de bajo grado,** a la que dedicaremos el segundo bloque de este libro, pero que ya te adelanto que es uno de los orígenes de múltiples enfermedades, entre ellas el cáncer, la obesidad, la diabetes y el envejecimiento prematuro.[4]

Hoy en día sabemos que los niveles altos de IL-6 sostenidos en el tiempo se relacionan con un mayor riesgo de cáncer y que buscar estrategias que disminuyan los niveles de esta citoquina inflamatoria podría ayudar a reducir el riesgo de cáncer y a tratar la enfermedad una vez que aparece.[5]

Las células grasas también favorecen esta inflamación de bajo grado, porque sabemos que no solo almacenan glucosa, sino que también producen citoquinas inflamatorias.[6] Así, cuantas más células grasas tengamos, más citoquinas se liberarán a los tejidos y más inflamación generaremos. A mayor sobrepeso y obesidad, más inflamación.

Aunque hoy en día aún no entendamos por completo todos los factores que contribuyen a la inflamación crónica de bajo grado, la comunidad científica se está centrando en estudiar la dieta occidental, rica en azúcares y grasas no saludables, como factor de riesgo para su desarrollo.

Por eso, si controlamos la glucemia e incluimos en nuestra alimentación sustancias antioxidantes[7] y antiinflamatorias, podríamos reducir la inflamación y el estrés oxidativo y, así, prevenir y tratar la mayoría de las dolencias del mundo occidental.

Por eso, uno de los objetivos de este libro es enseñarte estrategias nutricionales para regular las citoquinas y la glucemia y reducir el estrés oxidativo y la inflamación crónica. Sigue leyendo, porque esto se pone interesante.

¡RECUERDA!
CUANTO MÁS AZÚCAR CONSUMAS,
MÁS RADICALES LIBRES,
MÁS INFLAMACIÓN
Y MÁS GLICACIÓN.

¿Es mala la glucosa?

Rotundamente no. Puede que después de leer lo que acabo de contarte tengas miedo a la glucosa y quieras huir de ella. Y ese instinto tiene algo de cierto, pero con muchos matices.

Vamos a ver.

Todos tenemos glucosa circulando en nuestra sangre, porque es una parte indispensable del funcionamiento de nuestro organismo. La caldera necesita leña y esa leña es la glucosa. Nuestro cuerpo la obtiene transformando los hidratos de carbono que ingerimos con los alimentos y las células la usan para funcionar correctamente. Hasta aquí, todo bien.

El problema aparece cuando el metabolismo de la glucosa no funciona como debería. Si el sistema endocrino, que es el que regula los niveles de glucosa que circulan por nuestro cuerpo, falla en su función de regular la cantidad de glucosa que se almacena y la que se utiliza como energía, los niveles de azúcar en sangre se elevan y aparece lo que en medicina conocemos como **hiperglucemia.** Y la hiperglucemia es muy dañina para el funcionamiento de la fábrica.

Por otro lado, cuando comemos algo rico en azúcares, la glucemia, es decir, el nivel de azúcar en sangre, aumenta de forma brusca. Este fenómeno recibe el nombre de **pico de glucemia** o **pico de azúcar.** Los picos contínuos de glucemia tienen consecuencias directas sobre nuestro organismo, que se traducen, entre otras cosas, en hambre constante y antojos de dulce, agotamiento, baja energía, mente nublada, problemas para pensar con claridad, tristeza y ansiedad.

Además, en cada pico de glucosa se segregan radicales libres, que causan inflamación y daño en las células, que se traducen, a su vez, en envejecimiento y enfermedad.

Queda claro que la glucosa es necesaria para el funcionamiento de nuestro organismo, pero también que en exceso resulta dañina.

Páncreas e insulina, los jefes del baile

Al inicio de este capítulo te he explicado qué pasa con la glucosa cuando llega a las células y las mitocondrias la usan para obtener energía. Pero, para alcanzar este este punto, es necesario un metabolismo previo, que tiene lugar en el torrente sanguíneo y está protagonizado por el páncreas y la insulina.

Cuando comemos, nuestro sistema digestivo se activa y descompone los alimentos en sus nutrientes esenciales para gestionarlos según convenga. Si hemos ingerido hidratos de carbono, estos se descomponen en azúcares simples, principalmente glucosa, que el intestino absorbe e introduce en el torrente sanguíneo, lo que hace subir los niveles de azúcar en sangre.

Cuando esto pasa, es cuando entra en escena el páncreas, una glándula situada detrás del estómago que, entre otras cosas, se encarga de segregar la hormona insulina, cuya principal función es sacar la glucosa del torrente sanguíneo y distribuirla entre las células para que la usen como energía o la almacenen para más adelante.

El descubrimiento de esta hormona, en 1921, fue todo un hito, ya que permitió salvar la vida de los enfermos de diabetes tipo 1, cuyos páncreas son incapaces de secretarla.

¿Y por qué es tan necesaria la insulina? Pues porque sin ella las células no pueden absorber ni usar la glucosa que ingerimos y que circula por la sangre. Podríamos imaginar la insulina como la llave que abre la puerta de las células para que entre la glucosa. Sin insulina, la caldera de la célula no funciona, porque la puerta de entrada de la leña no se abre.

¿CÓMO FUNCIONA LA INSULINA?

La insulina es una hormona que proviene del páncreas y funciona como llave permitiendo el paso de la glucosa de la sangre a las células.

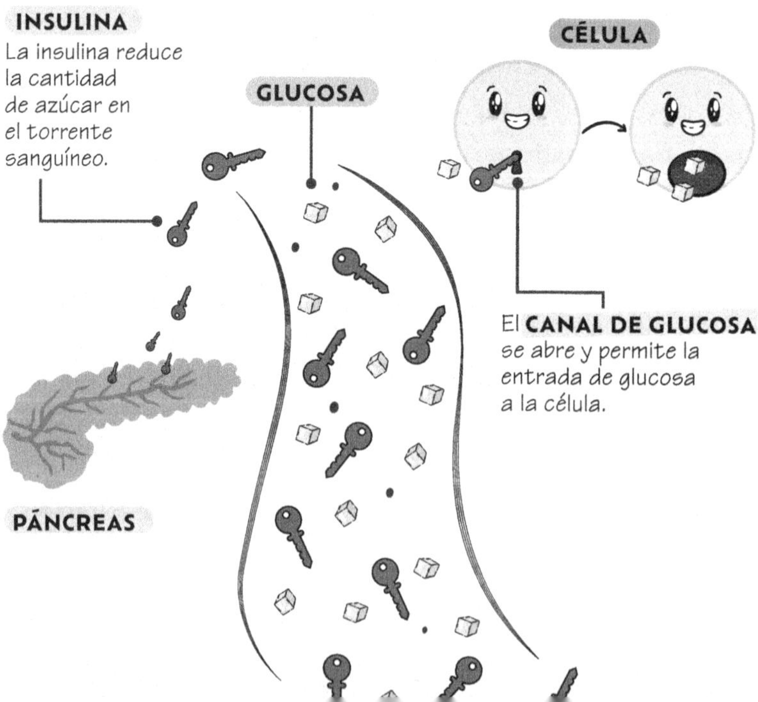

Por tanto, cada vez que comemos, en especial si la comida es rica en hidratos, el páncreas se encarga de liberar pequeñas cantidades de insulina, denominadas **picos de insulina.** De este modo, el organismo dispone siempre de energía suficiente, los niveles de azúcar en sangre no se disparan y todo funciona como es debido.

Como hemos dicho, la insulina también se encarga de que la glucosa que las células no vayan a consumir en ese momento se almacene correctamente. El cuerpo consta de tres almacenes distintos para esta glucosa sobrante. El primero que va a intentar llenar la insulina está en el hígado, porque es el más accesible, ya que toda la sangre de los intestinos pasa por él. En el hígado, la glucosa se transforma en glucógeno, una molécula que no es dañina porque no estimula la caramelización de las paredes celulares. El hígado es capaz de almacenar unos 80 o 100 g de glucógeno, más o menos la mitad de la glucosa que el cuerpo necesita en un día.

El segundo almacén que la insulina utiliza, y que es mucho más grande, son los músculos, que pueden llegar a acumular hasta unos 400 g de glucógeno en función de nuestra masa muscular.

Así, entre hígado y músculos, nuestro cuerpo tiene espacio para guardar de forma rápida y segura unos 500 g de glucógeno listo para ser usado cuando nuestras células lo necesiten.

Sin embargo, en comparación con la cantidad de azúcares que solemos ingerir en un día, esos 500 g se quedan muy cortos. Por ejemplo, piensa que basta una porción de pastel para llenar los dos depósitos.

Ahí es cuando entra en juego el tercer almacén: el tejido adiposo, es decir, la grasa corporal, que tiene una capacidad de almacenamiento de glucosa prácticamente infinita. Ese es el motivo de que los humanos podamos llegar a engordar hasta niveles exagerados.

Recuperando la metáfora de la fábrica, el hígado sería un pequeño almacén situado muy cerca de la caldera, los músculos serían almacenes localizados por todo el recinto y la materia grasa sería una sustancia pegajosa que se acumula en los conductos, tuberías, salas y fachada de la fábrica. Porque, en nuestro cuerpo, la grasa no solo crece hacia afuera, sino también hacia adentro. Por eso, aunque la grasa que vemos cuando nos miramos al espejo es peligrosa, lo es aún más la que no vemos, que es la denominada *grasa visceral,* que se pega a órganos, vísceras y vasos sanguíneos e interfiere en su buen funcionamiento. Por ejemplo, la grasa acumulada en el hígado provoca el llamado *hígado graso;* la acumulada en las arterias da pie a enfermedades cardiovasculares; mientras que la que se acumula en abdomen, muslos, caderas y cara nos hace engordar y ganar peso.

Aquí vuelve a ser importante hablar de la **fructosa.** Si bien la glucosa puede almacenarse como glucógeno en el hígado y los músculos, la fructosa, si no se convierte en energía en el momento de consumirse, solo se puede almacenar como grasa. Así, es más fácil que los alimentos ultraprocesados ricos en fructosa, como los refrescos, se transformen directamente en grasa, porque no tienen más opción.

¿Y qué sucede cuando las células necesitan combustible para sus mitocondrias? Pues que recurren en primer lugar a los almacenes del hígado y el músculo y, solo después, recurrirán a la grasa. Será entonces cuando empecemos a «quemarla» y, en consecuencia, a perder peso. Así, para que el cuerpo queme grasa, es preciso que no haya ni picos de glucosa ni de insulina. Solo cuando la insulina se encuentra en niveles estables podemos obtener energía de la grasa, de lo contrario, su presencia bloquea la oxidación o quema de las grasas.

Paralelamente, cuando el páncreas detecta regularmente niveles altos de glucosa en sangre, se ve forzado a secretar grandes cantidades de insulina. Este exceso de insulina, conocido también como **hiperinsulinemia,** conlleva sus propios problemas, ya que se cree que podría tener un papel importante en el desarrollo de enfermedades como: obesidad, diabetes, alzhéimer, migrañas, artritis, envejecimiento prematuro, acné, alteraciones en el periodo menstrual, infertilidad,[8] síndrome del ovario poliquístico, depresión y cáncer.[9] De hecho, la hiperinsulinemia está asociada con una mayor morbilidad y mortalidad por cáncer.[10] Por eso, es fundamental regular la insulina de los pacientes con cáncer, ya que esto mejora su supervivencia a corto y largo plazo.

Tanto la hiperinsulinemia como la hiperglucemia son asesinos silenciosos que dañan progresivamente nuestros órganos sin que apenas nos demos cuenta, hasta que, un día, enfermamos.

¿En qué consiste la diabetes tipo 2?

Cuando los niveles de insulina se mantienen altos de manera regular, las células empiezan a ignorar los efectos de la insulina, aunque esta circule en cantidad suficiente. Resulta paradójico, pero es así: la hiperinsulinemia insensibiliza a las células, es decir, estropea las cerraduras, lo que provoca que la insulina deje de encajar en ellas. Este proceso, que se conoce como **resistencia a la insulina,** provoca que las células rechacen la glucosa y no la absorban, lo que, a su vez, provoca que esta permanezca en el torrente sanguíneo, eso incrementa el nivel de glucosa en la sangre y fuerza al páncreas a producir más y más insulina para intentar solucionar el problema. Esto da pie a un círculo vicioso que se traduce en la aparición de la **diabetes tipo 2,** también llamada *diabetes del adulto,* que, si no se trata de forma adecuada, conduce al agotamiento del páncreas y a la aparición de la **diabetes tipo 2 insulinodependiente,** que requiere que el paciente se inyecte insulina con regularidad para metabolizar la glucosa, porque su páncreas ha dejado de producirla.

Como hemos visto, la insulina es esencial para llevar una vida normal. Sin embargo, la hiperinsulinemia tiene muchos efectos negativos y por eso es tan importante mantener los niveles de insulina dentro de rangos normales. Desgraciadamente, la hiperinsulinemia es cada vez más frecuente y afecta a más de un tercio de los adultos obesos, pero la buena noticia es que, como veremos en este libro, antes de derivar en diabetes tipo 2 insulinodependiente, se puede regular mediante la alimentación y otros factores del estilo de vida.

El problema de la fructosa

Como ya hemos explicado, la fructosa es el azúcar natural que se encuentra en la mayoría de las frutas y es el favorito de la industria alimentaria porque, a igual cantidad, tiene un sabor más dulce que la glucosa o la sacarosa (que es el azúcar de mesa o blanquilla). El principal problema de la fructosa es que se trata de un potente lipogénico y adipogénico,[11] es decir, induce la producción y el crecimiento de células grasas, lo que nos hace ganar tejido graso y, por ende, peso.

Sin embargo, antes de seguir, quiero dejar clara una cosa. No es la fructosa de la fruta la que nos tiene que preocupar. Es cierto que las frutas contienen fructosa, sí, pero la cantidad es mínima si la comparamos con la que encontramos en un refresco. Además, la fruta contiene otros elementos, como antioxidantes o fibra, que minimizan los efectos negativos de la fructosa sobre el metabolismo. Así que vuelvo a repetir: no debemos tener miedo a la fructosa natural de la fruta, sino a la fructosa artificial que encontramos añadida en la mayoría de los alimentos ultraprocesados.

De hecho, el uso de fructosa como edulcorante en la industria alimentaria se considera una de las causas de la epidemia actual de obesidad a nivel mundial.[12] Además, debido a la forma en que se metaboliza, la fructosa es menos saciante que la glucosa, lo que hace que los productos ultraprocesados que la contienen nos dejen con hambre y con ganas de comer más. Seguro que te suena esta situación: abres un paquete de galletas y te resulta imposible comerte solo una; es más, si te descuidas, te lo comes entero.

Además, la fructosa aumenta el estrés oxidativo, la glicosilación de proteínas, la inflamación, la dislipemia y la resistencia a la insulina más que la glucosa. Búscala en las etiquetas y evítala. La encontrarás con distintas denominaciones: **fructosa, jarabe de glucosa, jarabe de glucosa-fructosa, jarabe de maíz de alta fructosa (HMAF).**

El factor de crecimiento similar a la insulina (IGF-1)

Aparte de insulina, cuando hay hiperglucemia, es decir, cuando el nivel de azúcar en sangre es elevado, se segrega otra hormona para intentar acelerar el ritmo de descenso. Se trata del **factor de crecimiento similar a la insulina (IGF-1),** una hormona que se asocia con el crecimiento del cáncer, ya que el número de receptores de IGF-1 es mayor en las células tumorales, y la inflamación crónica. Por eso es muy recomendable que las personas con cáncer eviten, en la medida de lo posible, que su cuerpo la secrete.

La buena noticia es que esta hormona solo se libera cuando hay picos de glucosa. Para evitarlos, es recomendable que las personas con cáncer eliminen de su alimentación los azúcares ultraprocesados y los alimentos que elevan la glucemia y mantengan unos niveles de glucosa en sangre óptimos mediante la ingesta de alimentos que ayuden a controlar la glucemia de manera constante y algunos cambios en el estilo de vida.[13] Se ha demostrado, por ejemplo, que limitar los hidratos de carbono puede reducir la secreción de IGF-1 y, a la larga, reducir el riesgo de recidiva en el cáncer de mama.[14] Yo en este libro no te voy a proponer eliminar los hidratos, pero sí que vamos a aprender a metabolizarlos de manera adecuada. Lo que sí te voy a pedir es que reduzcas la ingesta de hidratos de absorción rápida, es decir, la azúcar blanquilla y edulcorantes similares, el pan blanco, el arroz blanco, la harina y la pasta refinadas, etcétera.

Paralelamente, se está estudiando, con resultados esperanzadores, los efectos de administrar metformina (un fármaco para el tratamiento de la diabetes tipo 2) a pacientes con cáncer no diabéticos, con el objetivo de regular su glucemia y producción pancreática de insulina e IGF-1.[15]

¿Por qué tenemos antojos de dulce?

Todo lo que sube baja y, tras un pico de glucosa, llega el descenso. Por eso, cuando comemos algo dulce, el nivel de glucosa en sangre se incrementa de forma brusca y el páncreas segrega insulina rápidamente para contrarrestar la situación. Así, cuanto más pronunciada sea la subida, más lo será también la bajada, lo que da lugar a una situación denominada **hipoglucemia reactiva** o **hipoglucemia postprandial,** que sucede durante las 5 horas posteriores a una comida. Esta situación, conocida coloquialmente como *bajón de azúcar,* puede dar lugar a sensaciones de cansancio repentino, hambre, náuseas, mareos, vértigo, temblores, sudores, palpitaciones, palidez, desfallecimiento y, por encima de todo, antojo de comer algo dulce.

Por lo tanto, aunque hablamos de hipoglucemia cuando el nivel de azúcar en sangre desciende por debajo de 60 mg/dl, podemos experimentar síntomas de hipoglucemia reactiva con valores más altos.

Vamos a ver cómo funciona esto en la práctica. Imagina que has comido algo rico en hidratos que eleva tu glucemia y te provoca un pico. Ante esto, el páncreas responde segregando insulina y sobreviene la bajada de azúcar, que te hace tener hambre y ansia de dulce, por lo que te comes otro dulce, que vuelve a producir un pico. Estos picos y bajadas pueden generar un círculo vicioso que nos lleve a picotear constantemente alimentos dulces. Una auténtica montaña rusa de subidas y bajadas del nivel de azúcar en sangre. Esta situación, aparte de sobreestimular el páncreas, conlleva un gasto elevado de minerales y vitaminas del grupo B, lo que da lugar a deficiencias de minerales como el magnesio, el selenio o el ácido fólico, con sus correspondientes problemas de salud derivados.

La forma de evitar estas hipoglucemias reactivas es limitar la ingesta de azúcares y carbohidratos y seguir

TRAS UNA HIPERGLUCEMIA VIENE UNA HIPOGLUCEMIA

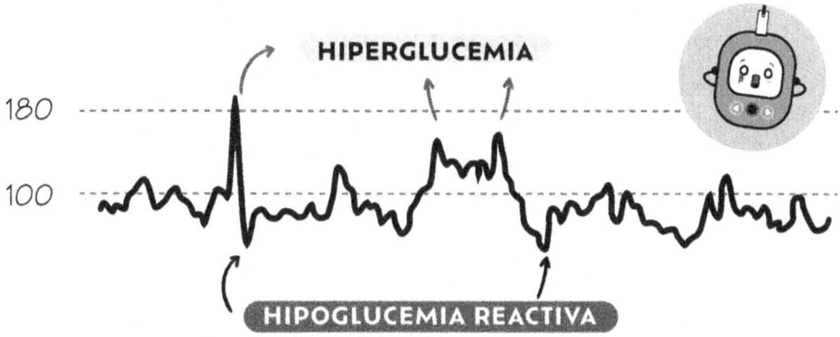

los consejos que voy a proponerte en este libro. En cambio, lo que solemos hacer cuando sentimos una bajada de azúcar es tomar más azúcar: un caramelo, una cocacola o incluso agua con azúcar, lo que no hace más que empeorar la situación.

Por otro lado, estas fluctuaciones en los niveles de glucemia a lo largo del día modulan nuestro comportamiento. Cuando hay una hipoglucemia o un descenso moderado de la glucosa, se activa una zona concreta del cerebro, situada en la corteza orbitofrontal, detrás de la frente y los ojos, que es la que controla el deseo por los alimentos. Esta zona está asociada también a los comportamientos compulsivos propios de las personas adictas a las drogas. Seguro que has oído en más de una ocasión: «El azúcar es como una droga». Pues sí, el azúcar es muy adictivo. Así, cuando se activa esa zona del cerebro, nos apetecen alimentos calóricos y dulces y, cuanto más grandes sean los picos y más grandes las bajadas de azúcar, mayor será su frecuencia de activación. Por lo tanto, experimentaremos más antojos e ingesta impulsiva de dulces y alimentos calóricos como *pizzas*, galletas o helados.[16]

Por el contrario, si regulamos la glucemia, se reduce el hambre constante y la frecuencia de los antojos, lo que puede ayudarnos a perder peso.

Si las subidas y bajadas bruscas de azúcar se repiten de forma continuada en el tiempo, nos enfrentamos a un problema serio, porque esta situación puede llegar a convertirse en una resistencia a la insulina y, a la larga, en diabetes tipo 2.

¿QUÉ SITUACIONES PROVOCAN PICOS DE GLUCOSA?

La forma más obvia de provocarnos un pico de glucosa es, como acabamos de ver, comer dulces; es decir, alimentos como bollería, helados o golosinas, que tienen un alto contenido de azúcar. Sin embargo, no es la única. Hay muchas otras formas de desencadenar un pico de glucosa:

→ Ingerir carbohidratos «desnudos», es decir, comer alimentos ricos en carbohidratos sin acompañarlos de fibra, proteínas y grasas. Por ejemplo, desayunar tostadas con mermelada o comer pasta solo con tomate o tomar una pieza de fruta con el estómago vacío.

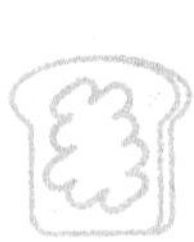

- Abusar del pan y tomarlo, sobre todo, al inicio de las comidas.
- Endulzar los alimentos y preparaciones con miel, panela o azúcar.
- Consumir alcohol.
- Llevar una vida sedentaria.
- Tomar determinados medicamentos, como corticoides o antipsicóticos.
- El estrés.
- Periodo menstrual. Durante los días 20-25 del ciclo (los días previos a la menstruación), hay una elevación en la producción de progesterona que disminuye la sensibilidad a la insulina de las células, pudiendo elevarse la glucemia.
- La deshidratación.
- Los productos sin azúcar que contienen edulcorantes artificiales. Aunque parezca contradictorio, elevan la glucemia.
- La fiebre.
- El abuso de bebidas energéticas y refrescos.
- La ingesta excesiva de fruta deshidratada.
- La obesidad.

¿Cómo puedo saber si tengo un pico de azúcar?

Hay tres síntomas que pueden darnos una pista sobre la existencia de picos de azúcar sin necesidad de hacer una analítica. Son el hambre constante, los antojos y los despertares nocturnos a causa del hambre.

Te lo explico.

Vamos a empezar por el hambre constante. Ya sabemos que después de un pico de glucemia se produce un pico de insulina; lo tenemos claro. El problema es que los picos constantes de insulina afectan al equilibrio de dos hormonas: la leptina, conocida como *la hormona de la saciedad,* que, como habrás deducido, es la que nos dice cuándo estamos llenos, y la grelina, que es la que nos invita a comer. Los picos constantes de insulina desconectan la leptina, lo que hace que no dé la orden al cerebro de dejar de comer aunque estemos llenos, y, en cambio, activan constantemente la grelina, que nos hace sentir hambre todo el tiempo, a pesar de estar llenos y tener suficientes reservas de donde obtener energía.

Esta alteración hormonal da pie a un nuevo círculo vicioso: cuantos más picos de glucemia, más picos de insulina, más hambre, menos leptina y más grelina. Y vuelta a empezar: el ciclo del hambre constante.

Sobre los antojos no voy a insistir, porque acabo de explicarte su funcionamiento. En cuanto a los despertares nocturnos a causa del hambre, tienen un origen similar a los antojos. Imagina que te has tomado una cena que te produce un pico brutal de glucemia, por ejemplo, un plato de patatas fritas con kétchup. Es probable que la bajada de azúcar consiguiente, que ya hemos dicho que puede tener lugar en las siguientes cuatro o cinco horas, suceda cuando ya estés durmiendo y llegue a despertarte con ganas de ir a asaltar la nevera.

Sé de lo que hablo, porque lo he vivido. Cuando era adolescente, me encantaba cenar pasta con salsa de tomate. Me llenaba el plato y me lo comía alegremente hasta sentirme saciada, pero esa sensación solo me duraba una o dos horas. Al rato, necesitaba volver a comer y el cuerpo me pedía chocolate. Entonces, me comía un par de onzas con mucha sensación de culpabilidad y, al cabo de una hora, volvía a necesitar otro chute de chocolate o, aún peor, de leche condensada o de crema de avellanas, que devoraba a cucharadas. Entonces no sabía por qué me pasaba, pero ahora entiendo perfectamente esos antojos descontrolados, esa sensación de vacío en el estómago al poco de comer un plato de pasta. Ahora que sé regular los picos de glucemia, han desaparecido los antojos y mi deseo irrefrenable de comer dulces.

De hecho, debemos ser conscientes de que lo que cenamos cada noche afecta directamente a la calidad de nuestro sueño. Una cena rica en hidratos de absorción rápida, como los azúcares industriales y los carbohidratos refinados, se traduce en un sueño de peor calidad con un mayor número de despertares nocturnos y menos tiempo de sueño profundo.[17] Por el contrario, si comemos alimentos integrales, la calidad del sueño mejorará.

NUESTRO NIVEL DE AZÚCAR CONTROLA NUESTRO ESTADO DE ÁNIMO

Si vivimos montados en la montaña rusa de la glucemia, experimentaremos de forma habitual:

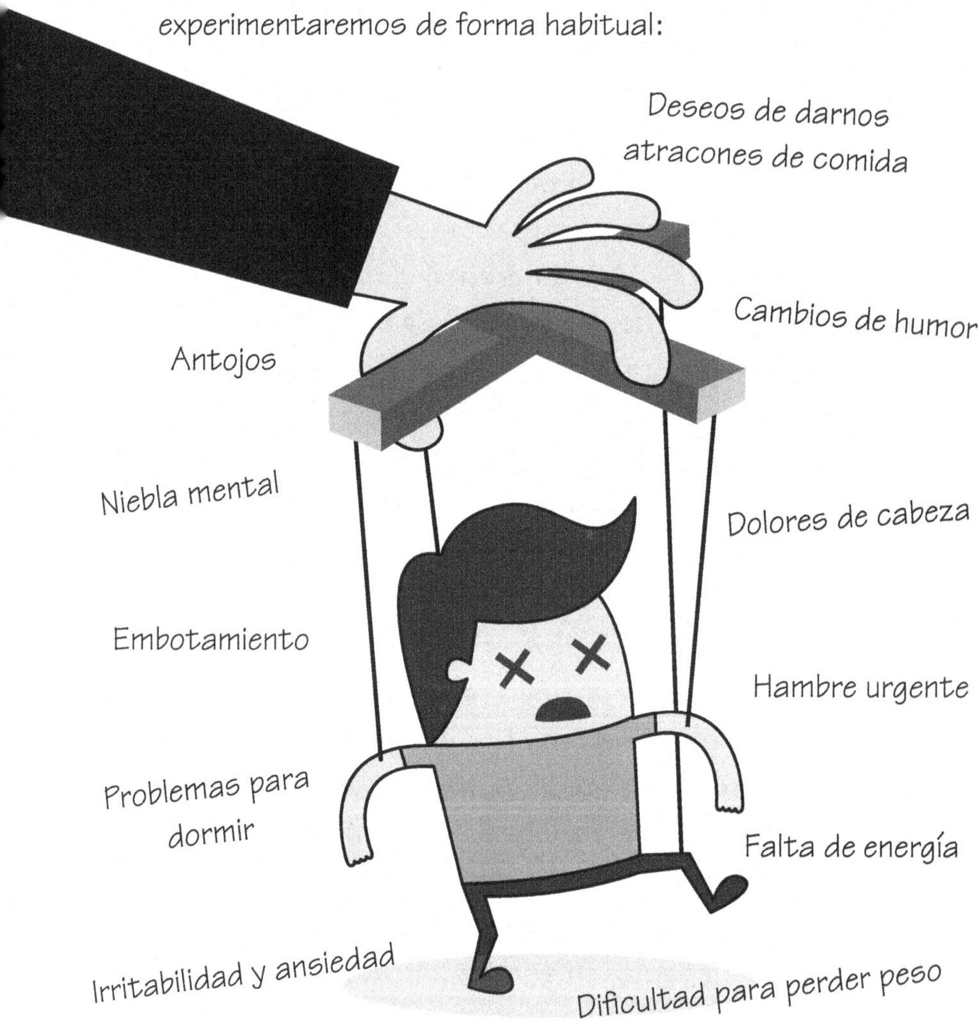
Deseos de darnos atracones de comida
Cambios de humor
Antojos
Niebla mental
Dolores de cabeza
Embotamiento
Hambre urgente
Problemas para dormir
Falta de energía
Irritabilidad y ansiedad
Dificultad para perder peso

Tengo hambre

Ahora que ya sabemos que una de las consecuencias del círculo vicioso del azúcar es el hambre repentina, no tengo que explicarte la importancia de determinar de dónde procede el hambre que sientes. Por eso, te recomiendo que, cuando empieces a notar esa sensación familiar que te conduce a asaltar la nevera, te tomes unos segundos para analizar la situación y determinar si esa hambre que sientes es real o está relacionada con un pico de glucemia.

El **hambre relacionada con la glucemia** suele tener algunas de estas características:

→ Es urgente y difícil de tolerar. Necesitas comer, sí o sí.
→ Va acompañada de cierto enfado o irritación.
→ Va acompañada de nervios y ansiedad.
→ Más que hambre, es un antojo de comer dulces. Esto también te pasa después de comer o cenar, que necesitas un postre dulce para rematar.
→ Va acompañada de temblores, mareos o sensación de niebla mental.
→ Es muy frecuente, tanto que necesitas llevar comida encima para saciarla en cualquier momento (porque ya hemos dicho que es urgente y difícil de tolerar).
→ Te despiertas en mitad de la noche.

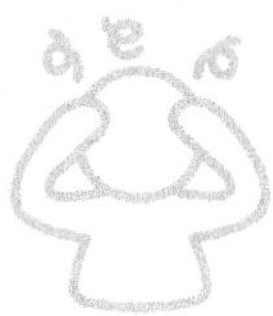

En cambio, el **hambre saludable** es así:

- → Aparece cuando llevamos unas cinco horas sin comer.
- → No solemos tener antojo de comer dulce.
- → No es urgente.
- → No es frecuente.
- → Al saciarla te sientes bien y lleno de energía.
- → No afecta a tu humor ni a tu estado de ánimo.

GLUCOSA, INSULINA Y ENFERMEDAD

Ya hemos dicho que los niveles alterados de glucosa e insulina constituyen un factor de riesgo para muchas enfermedades. Vamos a ver más a fondo en qué consisten estas relaciones.

Diabetes, obesidad y cáncer

Diabetes, obesidad y cáncer son tres patologías muy relacionadas entre sí cuya incidencia está aumentando de forma alarmante.

El cáncer es la principal causa de muerte en la mayoría de los países desarrollados, y el número de casos parece que aumenta cada año, aunque, afortunadamente, las tasas de supervivencia también lo hacen, sobre todo en algunos tipos concretos de cáncer, como el de mama o el de próstata.

RANGO DE CÁNCER COMO PRINCIPAL CAUSA DE MUERTE ENTRE 30-69 AÑOS (2016)

The Cancer Atlas. American Cancer Society.

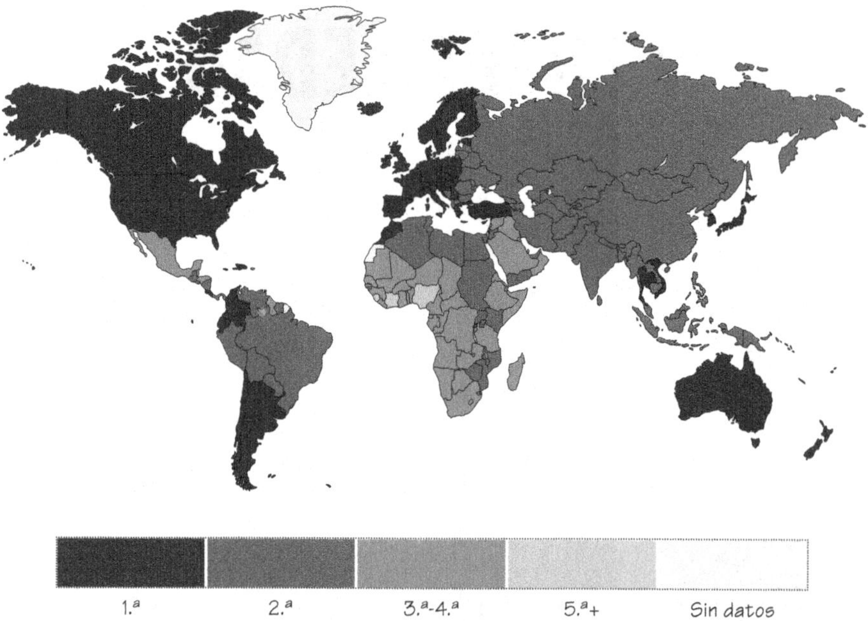

Este aumento de casos de cáncer a nivel mundial va en paralelo con las cifras de las epidemias de obesidad y diabetes, y este aumento conjunto de las tres patologías nos indica que hay factores relacionados con el estilo de vida que tienen un papel clave en su desarrollo e incidencia, aunque seguimos sin conocer del todo los mecanismos concretos mediante los cuales la obesidad y la diabetes tipo 2 promueven el cáncer.

Lo que sí está claro es que la obesidad y la diabetes tipo 2 se asocian con un aumento de la insulina y de la glucosa que circulan en sangre, así como con la inflamación sistémica de bajo grado y la secreción de factor de crecimiento similar a insulina, todos ellos factores que se han propuesto como contribuidores para el inicio o la progresión del cáncer.[18]

PREVALENCIA DE OBESIDAD EN HOMBRES VARIACIÓN INTERNACIONAL EN LA PREVALENCIA DE LA OBESIDAD, 2016

The Cancer Atlas. American Cancer Society.

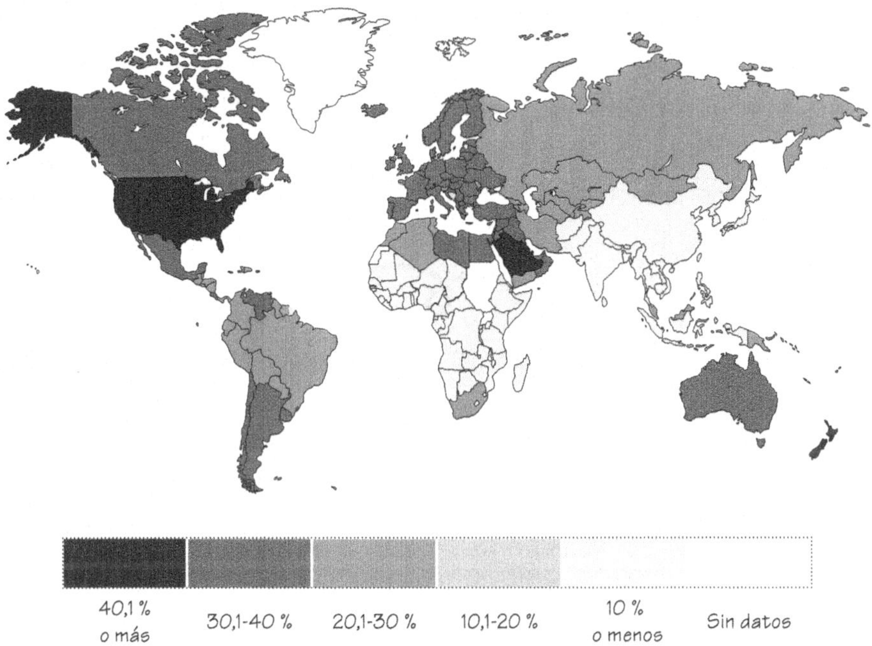

Además, la presencia conjunta de obesidad y diabetes se asocia a un mayor riesgo de varios tipos de cáncer, incluidos el cáncer de mama[19] y el de páncreas.

Por otro lado, la obesidad es por sí misma un factor de riesgo conocido para desarrollar muchos tipos de cáncer y existe evidencia clínica y experimental de que una mayor ingesta de fructosa, especialmente presente en alimentos ultraprocesados, promueve el crecimiento de las células tumorales.[20]

OBESIDAD E HIPERINSULINEMIA

La hiperinsulinemia crónica se asocia a la secreción inicial y continuada de factores de crecimiento tumoral.

Se calcula que aproximadamente el 30 por ciento de los adultos obesos no diabéticos padecen hiperinsulinemia, lo que los sitúa en un alto riesgo de padecer cánceres prevenibles.

Otro dato conocido es que la incidencia de cáncer en pacientes que han sido diagnosticados de diabetes es el doble en determinados tipos de cáncer, por ejemplo, los de hígado, páncreas y endometrio. Además, las personas con diabetes tienen entre un 20 y un 50 por ciento más de probabilidad de padecer cáncer de colon, de mama y de vejiga. Esto podría deberse a distintos factores:

- Sabemos que las células tumorales tienen una mayor dependencia de la glucosa que circula por la sangre, cuya tasa es elevada en pacientes diabéticos.
- Sabemos que la presencia de determinados factores, que denominamos *proinflamatorios*, en los enfermos de diabetes tiene un papel importante en el desarrollo y la progresión de tumores.

- Hay estudios que muestran que un fármaco antidiabético clásico, llamado *metformina*, reduce el riesgo y la mortalidad de algunos cánceres. Lo que nos indica de nuevo que los mecanismos de la diabetes están relacionados con esta enfermedad.
- Un estudio de hace ya algunos años halló que, de media, los pacientes con cáncer de páncreas tenían niveles elevados de azúcar durante los tres años anteriores a la aparición del cáncer. Además, los pacientes que tenían niveles más altos de azúcar en sangre, ligeramente superiores a 125 mg/dl, tenían tumores más grandes.

CÁNCER DE PÁNCREAS

Tasa bruta de cáncer por 100.000 de incidencia en hombres y mujeres (edad 0-84). España

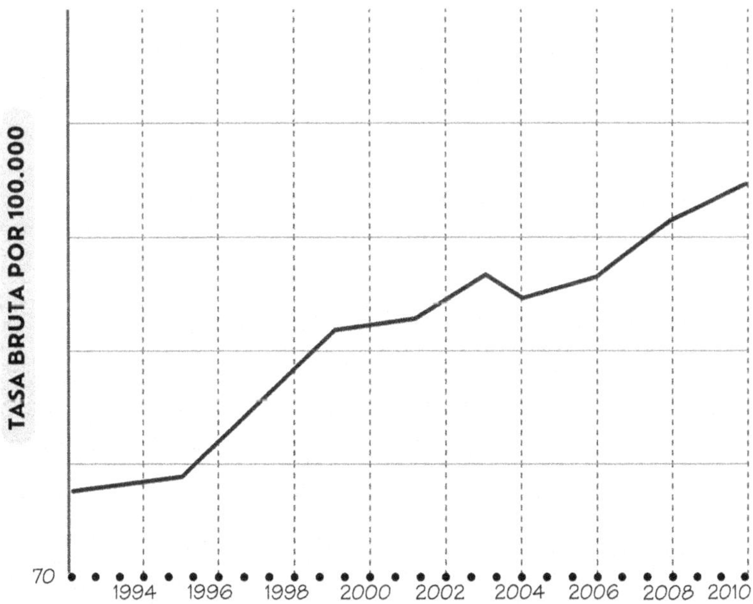

Evolución de la incidencia del cáncer de páncreas en España entre 1994 y 2010. Fuente: International Agency for Research on Cancer.

La relación entre insulina y cáncer de páncreas

Me gustaría dedicar un momento a explicaros un estudio muy interesante que arroja luz sobre la relación entre cáncer e hiperinsulinemia. En el estudio, publicado en la revista *Cell Metabolism*, los investigadores analizaron dos tipos de ratones: un grupo era genéticamente incapaz de experimentar picos en la producción de insulina y el otro estaba predispuesto genéticamente a desarrollar cáncer de páncreas. Ambos grupos fueron alimentados durante un año con una dieta que aumentaba los niveles de insulina. Una vez finalizado el periodo de estudio, los investigadores comprobaron que los ratones con niveles de insulina significativamente más bajos estaban protegidos frente al cáncer de páncreas, porque en el grupo de los ratones incapaces de tener picos de insulina no hubo casos de esta enfermedad.[21]

Este y otros estudios similares han dado pie a lo que se conoce como la *hipótesis del cáncer y la insulina*, lo que ha hecho que se proponga la restricción calórica, el ayuno y las dietas bajas en carbohidratos como una vía de prevención o como un complemento de la terapia del cáncer. Porque estabilizar los picos de glucosa e insulina nos puede ayudar a prevenir la aparición de cánceres, mejorar la evolución de la enfermedad y evitar las recurrencias.[22]

Así, atacar el cáncer con terapias como la quimioterapia o la radioterapia sin tener en cuenta la alteración metabólica subyacente puede contribuir a la resistencia a la terapia contra el cáncer y al fracaso del tratamiento. Por eso, las intervenciones en la alimentación y estilo de vida de los pacientes deberían ir de la mano del tratamiento convencional. Además, aprender a regular la glucemia es una herramienta económica y fácil de aplicar.

Menopausia y picos de glucemia

Cuando las mujeres llegan a la menopausia, hay un descenso brusco en la producción de estrógenos y de las demás hormonas sexuales femeninas, lo que da lugar a una serie de síntomas bastante conocidos, como sofocos, sudoración nocturna, dificultad para dormir, descenso de la libido, etcétera.

Una forma de mantener a raya estos síntomas y mejorar el bienestar general de las personas menopáusicas consiste en aplanar la curva de glucemia, ya que se ha comprobado que estos efectos derivados del cambio hormonal empeoran en presencia de niveles altos de glucosa e insulina.[23]

Depresión y picos de glucemia

Como hemos explicado anteriormente, las montañas rusas de picos y descensos bruscos de los niveles de azúcar en sangre tienen efectos negativos sobre nuestro estado de ánimo, ya que nos volvemos irritables y sentimos una mayor tristeza y desánimo.

Así, se sabe que los síntomas de la depresión empeoran en quienes tienen una glucemia descontrolada, con muchos altibajos, independientemente de si son personas diabéticas o no.[24]

ANÁLISIS QUE SALVAN VIDAS

Puede que, llegados a este punto, te estés preguntando, o incluso preocupando, por tus niveles de glucemia. Si hace poco que te has hecho un análisis de sangre, ve a buscarlo, porque voy a explicarte cómo leerlo para extraer algunas conclusiones sobre tu estado general. Y si hace años que no te haces un chequeo, te invito a que acudas a tu médico y le pidas que te haga unos análisis para ver qué tal andas de salud.

La glucemia en ayunas

La glucemia en ayunas es uno de los parámetros que aparecen normalmente en las analíticas. La Asociación Estadounidense de Diabetes (ADA) considera normal una glucosa en ayunas menor de 100 mg/dl.

GLUCEMIA EN AYUNAS

Valores normales: inferiores a 100 mg/dl
Prediabetes: entre 100 y 126 mg/dl
Diabetes: valores superiores a 126 mg/dl

Sin embargo, hay múltiples estudios que apuntan a que los **valores ideales de glucemia en ayunas se encuentran entre 72 y 85 mg/dl**[25] y que, a medida que aumenta este valor, lo hace también el riesgo de tener problemas de salud, como diabetes o enfermedades cardiacas, incluso aunque nos encontremos en un rango dentro de la normalidad.

Así, se ha demostrado que los hombres cuya glucemia en ayunas es superior a 85 mg/dl tienen una tasa de mortalidad por enfermedades cardiovasculares significativamente mayor que quienes la tienen inferior a 85 mg/dl.[26] También los niños con niveles de glucosa en ayunas de entre 86 y 99 mg/dl tienen más del doble de riesgo de desarrollar prediabetes y diabetes tipo 2 en la edad adulta en comparación con los que tienen niveles inferiores a 86 mg/dl.[27]

Por otro lado, las personas con niveles de glucosa en ayunas de entre 91 y 99 mg/dl tienen tres veces más riesgo de contraer diabetes tipo 2 que quienes tienen niveles inferiores a 83 mg/dl.[28]

RIESGO DE DIABETES TIPO 2

en una persona con niveles normales de glucosa en ayunas.

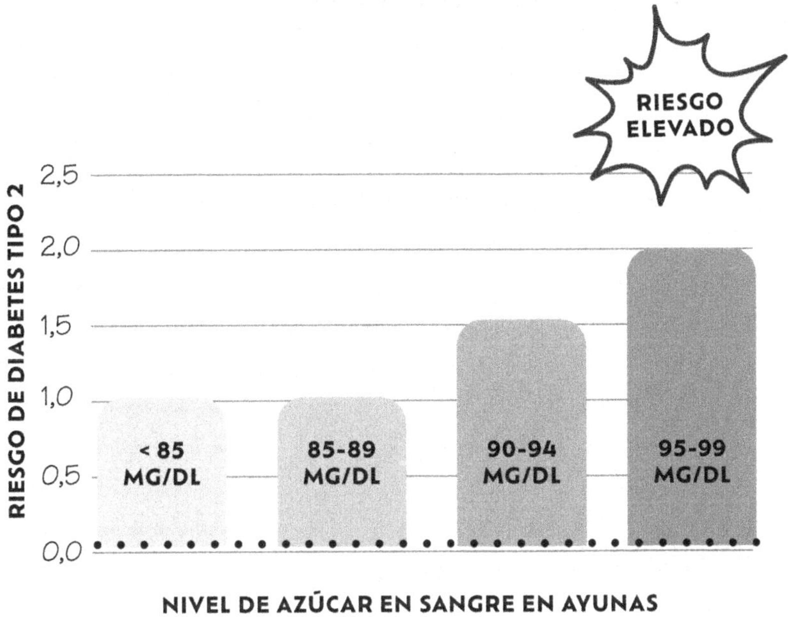

Hemoglobina glicosilada (HbA1C)

Como hemos dicho antes, los niveles de hemoglobina glicosilada nos dan una idea bastante precisa de cuáles han sido nuestros niveles medios de glucemia durante los últimos dos o tres meses.

HEMOGLOBINA GLICOSILADA (HbA1C)

Valores normales: inferiores a 5,7 %
Prediabetes: entre 5,7 y 6,4 %
Diabetes: valores iguales o superiores a 6,5 %

Insulina

Conocer nuestros niveles de insulina en sangre también puede ayudarnos a conocer nuestro estado de salud, ya que nos indican el buen funcionamiento o no del páncreas y nos permite saber si existe resistencia a la insulina.

En este caso, debemos fijarnos en dos parámetros: el nivel de insulina en ayunas y el índice HOMA-IR, que significa Modelo de Evaluación de la Homeostasis, y, mediante los valores de glucosa e insulina en ayunas, valora si existe resistencia a la acción de la insulina y evalúa indirectamente la función del páncreas.

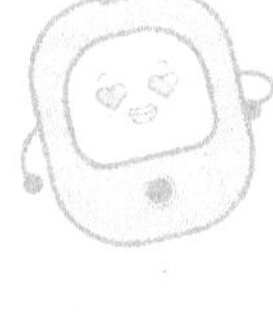

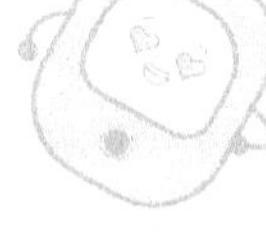

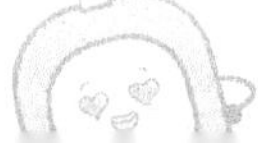

INSULINA EN AYUNAS

Valores normales:
entre 1,9 y 23 microUI/ml

HOMA-IR

Valor normal: inferior a 3
Valor ideal: inferior a 1,96

Cuando los valores del índice HOMA-IR superan los de referencia, esto puede indicar:

- → Resistencia a la insulina.
- → Mal funcionamiento de las células del páncreas.
- → Riesgo aumentado de diabetes tipo 2.
- → Riesgo aumentado de síndrome metabólico.
- → Diabetes descompensada.
- → Cetoacidosis diabética.

¿Qué pasa con los picos de glucemia? ¿Se pueden ver en un análisis de sangre?

Desafortunadamente no, no se pueden observar los picos de glucemia en un análisis de sangre convencional, ya que estos suelen hacerse en ayunas a primera hora de la mañana. Para observar estos picos es necesario medir la glucemia después de las comidas con un **glucómetro o glucosímetro,** tras obtener una gota de sangre de la yema del dedo, algo que puede hacerse en algunas farmacias. En este caso, la ADA indica que un valor de glucosa superior a 140 mg/dl dos horas después de comer o de beber es un indicador de riesgo de diabetes.

Por otro lado, si tu médico sospecha que podrías tener diabetes o prediabetes, puede hacerte la denominada **prueba de tolerancia oral a la glucosa,** muy habitual durante los embarazos, para detectar diabetes gestacional, que es una prueba que analiza los niveles de glucosa en sangre antes y dos horas después de tomar una bebida dulce estandarizada que contiene 75 gramos de glucosa. En este caso, la diabetes se diagnostica cuando el nivel de glucosa en sangre tras la sobrecarga es superior o igual a 200 mg/dl pasadas dos horas.

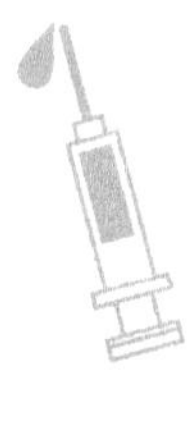

PRUEBA DE TOLERANCIA ORAL A LA GLUCOSA (OGTT)

Valores normales: inferiores a 140 mg/dl
Prediabetes: entre 140 y 199 mg/dl
Diabetes: valores iguales o superiores a 200 mg/dl

Sin embargo, ten en cuenta que no es raro que los niveles de glucosa aumenten después de una comida, seamos diabéticos o no. Lo normal es que lo hagan durante un tiempo, mientras el cuerpo trabaja para sacar del torrente sanguíneo la glucosa ingerida en forma de hidratos y llevarla a las células. Lo que debemos evitar es el aumento brusco y excesivo de esos niveles postingesta, porque los estudios muestran que picos de glucosa después de las comidas superiores a 160 mg/dl están asociados con tasas más altas de cáncer,[29] enfermedades del corazón,[30] mayor riesgo de diabetes y aumento de peso.[31] Además, los datos muestran que los grandes picos seguidos de grandes caídas en los niveles de glucosa son más dañinos para los tejidos que tener un nivel elevado pero estable.[32] Así, lo ideal es **mantener una glucemia lo más estable posible: en niveles inferiores a 85 en ayunas y con una variabilidad mínima después**

de las comidas. Según la ADA, los picos de hasta 140 mg/dl son normales después de una ingesta de alimentos, aunque parece que lo ideal es no sobrepasar los 130 mg/dl y, en cualquier caso, deberíamos intentar evitar que nuestros picos de glucosa tras la comida aumentaran más de 30 mg/dl[33] en relación con nuestro nivel basal antes de la comida. Según esto, podríamos decir que **la glucosa debe oscilar entre los 72 mg/dl y los 130 mg/dl a lo largo del día.**

Si no soy diabético, ¿me tienen que preocupar los picos de glucosa?

El 80 por ciento de las personas (aparentemente) sanas tienen picos de glucosa superiores a 140 mg/dl después de muchas comidas habituales en el mundo occidental, en especial después de un desayuno dulce tradicional.[34] Es más, podemos tener una glucemia normal en ayunas y, sin embargo, experimentar picos propios de una prediabetes (superiores a 140 mg/dl) e incluso de una diabetes (más de 200 mg/dl). Se calcula que entre el 2 y el 15 por ciento de quienes tienen una glucemia normal en ayunas experimentan picos preocupantes de glucemia a lo largo del día. Así que, respondiendo a la pregunta inicial, sí, deben preocuparte los picos de glucosa.

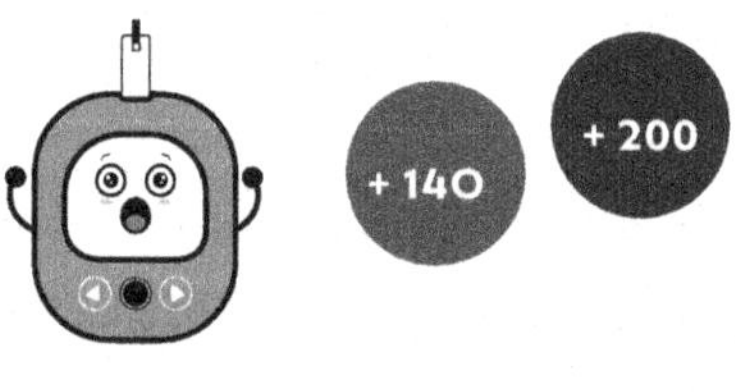

Los monitores continuos de glucosa

La forma más eficaz y precisa de medir los niveles de glucemia es mediante un dispositivo transdérmico denominado **monitor continuo de glucosa o MCG,** que mide el nivel de glucosa de forma continua durante las 24 horas, de forma que nos permite ver cada uno de los picos y conocer su valor de forma muy fiable.[35]

EJEMPLO DE LA OSCILACIÓN EN LA GLUCEMIA DURANTE 24 HORAS MEDIDA CON UN MCG

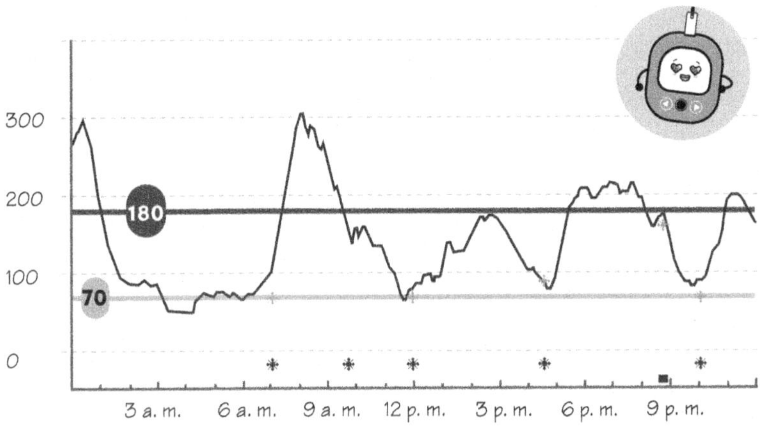

Estos dispositivos han mejorado muchísimo la calidad de vida de los diabéticos, que los emplean, en primer lugar, porque sus mediciones son mucho más precisas que las de un glucómetro y, en segundo, porque les evita tener que pincharse varias veces todos los días las yemas de los dedos. Se trata de dispositivos caros, que en España solo están financiados para los diabéticos tipo 1 y algunos casos de diabetes tipo 2.

Aun así, lo cierto es que contar con un monitor continuo de la glucosa sería ideal para poder adaptar los consejos que te doy a la forma concreta en que tu cuerpo metaboliza los hidratos.

Si no te lo puedes permitir, no te preocupes, hay cientos de trabajos que han estudiado la respuesta estándar del organismo ante muchísimos alimentos y yo me he basado en ellos para escribir este libro. Además, yo sí he llevado durante meses un MCG en el brazo, en concreto un Freestyle de Abbott, por lo que he podido comprobar en mis carnes todas las teorías e hipótesis que voy a compartir contigo. Y, por supuesto, gracias al MCG, he comprobado que el sueño o el cansancio que sentía después de una comida rica en hidratos coincidía con el pico de glucemia y que la vitalidad y la energía de otros días estaba muy relacionada con haber conseguido mantener una curva de glucemia muy estable.

Objetivo: controlar la glucemia y sus picos

Como ves, para mantener una buena salud es tan importante tanto mantener el nivel de glucosa en ayunas dentro del rango de normalidad como evitar picos y caídas bruscas a lo largo del día. Para lograrlo, nuestros grandes aliados van a ser la alimentación y el estilo de vida adecuados, que nos ayudarán a prevenir un gran número de enfermedades y a sanar el posible daño que

ya tengamos. Además, mantener unos niveles estables de glucemia nos hará sentirnos más alegres, vitales y llenos de energía.

Por eso los tres objetivos que persiguen los consejos de este libro son:

- Que aprendas a reducir la tasa de aumento de tus niveles de glucosa después de las comidas y a minimizar la cantidad de picos.
- Que aprendas a mantener los niveles de glucosa lo más estables posible a lo largo del día.
- Que aprendas a mantener la glucosa en ayunas en el extremo inferior del rango normal.

GLUCEMIA DESCONTROLADA

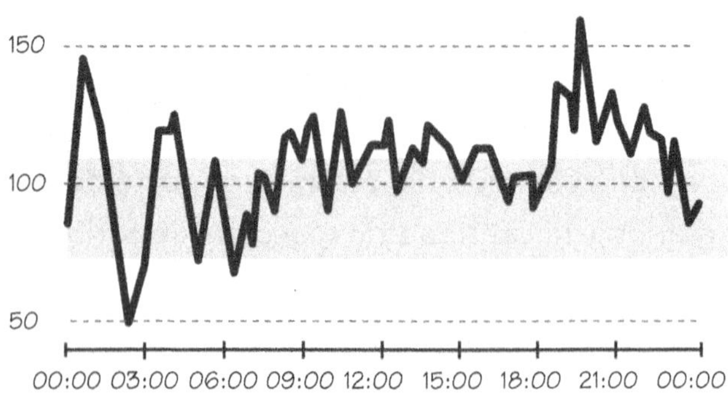

VS. GLUCEMIA CONTROLADA

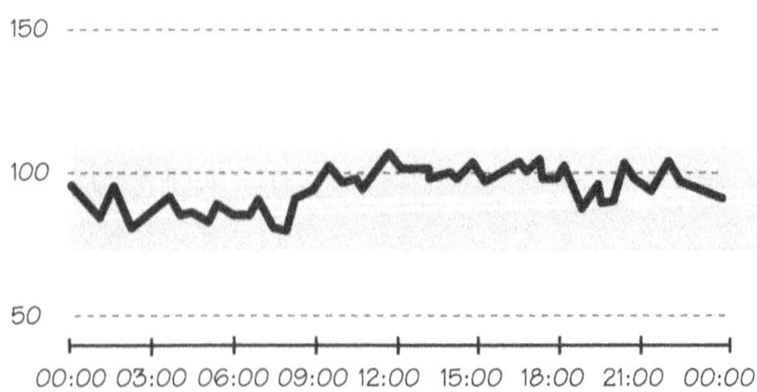

ÍNDICE GLUCÉMICO Y CARGA GLUCÉMICA: CLAVES PARA UNA BUENA SALUD

Hasta ahora hemos estado hablando de los niveles de azúcar en sangre, que, como hemos visto, dependen de muchos factores, entre ellos, la velocidad de absorción del azúcar por parte del torrente sanguíneo y la cantidad de glucosa que contienen los alimentos que estamos ingiriendo.[36]

Así las cosas, queda claro que para poder controlar nuestros niveles de glucemia va a ser importante conocer la cantidad de glucosa que contiene nuestra comida. ¿Cómo podemos saber eso? Mediante dos herramientas: el índice glucémico y la carga glucémica de los alimentos.

¿Qué es el índice glucémico?

El índice glucémico (IG) es una puntuación numérica que se asigna a cada alimento según una escala que describe cómo afectan a la glucemia los carbohidratos presentes en dicho alimento. Se trata de una escala que va del 0 al 100, donde el 100 es el valor otorgado a la glucosa pura. Así, cuanto más bajo es el índice glucémico de un alimento, más lento es el incremento del nivel de azúcar en sangre después de ingerirlo.

En general, los alimentos más procesados tienen un IG más alto que los no procesados, mientras que los alimentos con porcentajes elevados de fibra o grasa tienen un IG más bajo.[37]

Sin embargo, el índice glucémico solo no nos proporciona toda la información, porque no nos dice nada de la cantidad de hidratos que contiene el alimento, solo de la velocidad a la que se absorben los que tienen. Es decir, que, por sí solo, no puede informarnos sobre cuánto podría subir nuestro nivel de azúcar en la sangre tras comer un determinado plato. Para comprender el efecto completo que tiene un alimento sobre la glucemia necesitamos tener otro dato: la carga glucémica.

¿Qué es la carga glucémica?

La carga glucémica (CG) tiene en cuenta la cantidad total de glucosa presente en un alimento, no solo su velocidad de absorción. Se calcula multiplicando el IG del alimento por la cantidad de hidratos en gramos que tiene una porción y dividiendo esta cifra entre 100, lo que arroja un resultado más práctico que el índice glucémico, aunque, como acabamos de explicar, ambos datos son de gran utilidad.

Así, tanto la CG como el IG nos ayudan a estimar el aumento de glucosa en sangre después de comer un alimento concreto y, en general, los alimentos con una CG baja tienen también un IG bajo, mientras que los alimentos con una CG intermedia o alta suelen tener un IG alto o muy alto.

¿Qué factores afectan al índice glucémico y a la carga glucémica?

Tanto el índice glucémico como la carga glucémica se calculan en laboratorio y a partir de alimentos crudos y enteros. Sin embargo, hay factores relacionados con la preparación y la ingesta de los alimentos que afectan a estos índices y que debemos conocer para tenerlos en cuenta.[38]

- **La presencia de fibra.** La fibra funciona como una barrera que disminuye la velocidad de absorción de los hidratos. Cuanta más fibra contenga nuestro plato, más se reduce su IG global. Por eso, los alimentos integrales tienen un índice glucémico menor que los refinados.

- **El tamaño de la porción.** Aunque un alimento tenga una carga glucémica baja en una porción, si te tomas varias porciones esta CG aumentará proporcionalmente. Es decir, que, como esta carga depende directamente del peso, si doblas el tamaño de la porción, la CG también se dobla. Esto es especialmente importante en el caso de la fruta: una ración no afecta a la glucemia, pero comerse una fuente entera de fruta, sí.
- **Punto de cocción.** La hidratación y el calor afectan al IG. Para evitar que se dispare, cocina siempre al dente. Que no se te pasen ni la pasta, ni el arroz, ni las patatas.
- **Temperatura.** Una forma sencilla de reducir el IG de los almidones es enfriarlos después de cocinarlos. Así que ya sabes, deja reposar un tiempo en la nevera la pasta, el arroz, la avena o las patatas una vez cocinados.
- **Punto de maduración.** A mayor maduración, más IG. Elige siempre la fruta en su punto óptimo de maduración.
- **Pastificación.** La pastificación es un proceso industrial que reduce el IG de determinados tipos de pasta. Para beneficiarte de esto elige pastas alargadas como los espaguetis o los tallarines en lugar de macarrones o *rigatoni*.
- **Las combinaciones.** Otra forma sencilla de reducir el IG de los alimentos es acompañarlos de grasas saludables y proteínas. Es lo que se conoce como

arropar los hidratos. Hablaremos a fondo de esto más adelante.

- **Presentación.** Los alimentos enteros o en trozos se absorben más lentamente. Por eso, siempre preferiremos los alimentos enteros a los zumos, purés o cremas.
- **Piel.** La piel de los alimentos vegetales es una importante fuente de fibra. Si la ingerimos, el índice glucémico del alimento será menor. Un buen ejemplo de esto es que las patatas con piel tienen menor índice glucémico que las patatas peladas. La fruta con piel también tiene un IG menor que la fruta pelada.

Casos peculiares

La sandía

La sandía tiene un IG alto, 72, porque es un alimento que se digiere y se absorbe muy deprisa. Sin embargo, su carga glucémica es muy baja, 5, porque solo contiene 6 gramos de carbohidratos por cada 100 g, así que no es necesario secretar mucha insulina para metabolizar sus hidratos de carbono. Por eso, comerte una raja de sandía no va a afectar a tu glucemia, pero, en cambio, comerte dos, sí. Esto se debe a que, como esta fruta tiene un IG alto, si aumentas el tamaño de la ración, aumenta también su carga glucémica.

La pasta blanca

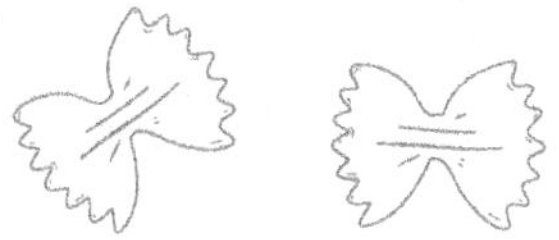

La pasta blanca, es decir, la que no es integral, es un buen ejemplo de cómo afecta a la carga glucémica la forma en la que cocinamos los alimentos. Las pastas blancas suelen estar hechas a base de harina de sémola, que es una harina poco refinada procedente, en general, del trigo, aunque también puede elaborarse a partir de otros cereales como la espelta, la avena o el centeno.

El principal nutriente de la pasta son los hidratos de carbono complejos, tipo almidón. Para digerir este almidón, nuestro organismo necesita emplear la enzima alfa-amilasa, que es la encargada de romper las cadenas de glucosa para que el cuerpo pueda asimilar estos azúcares.

Cuando cocemos la pasta, estamos haciendo parte del trabajo de esta enzima, ya que la cocción también rompe los enlaces de glucosa del almidón, de modo que la pasta llega al estómago predigerida. El problema es que este almidón predigerido dispara una respuesta insulínica mucho mayor, de modo que, aunque la pasta cruda tiene una CG baja, cuando la cocemos, su carga glucémica aumenta. Por eso, si nuestra intención es que la pasta libere lentamente su glucosa en sangre, debemos dejarla, como dicen en Italia, al dente, es decir, ligeramente dura, porque cuanto más tiempo cozamos la pasta, más aumentará su carga glucémica.

La pasta integral

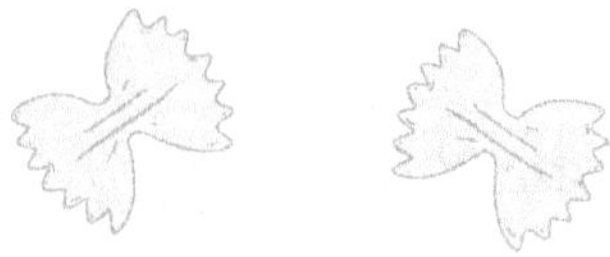

Todo lo anterior solo es atribuible a la pasta blanca, porque la pasta integral se comporta de una manera muy distinta. De hecho, lo que distingue la pasta integral es que esta conserva la fibra del cereal, que no es digerible. Así, al tener más fibra que la pasta blanca, la integral contiene una cantidad menor de hidrato de carbono «aprovechable» y, por lo tanto, su carga glucémica también es menor, porque no segregamos tanta insulina después de ingerirla. Recuerda, además, que la fibra no se convierte en azúcar. Por eso preferiremos siempre la pasta integral frente a la pasta blanca o refinada.

Tabla de alimentos clasificados según su CG e IG

A continuación, vamos a ver unas tablas[39,40] de los alimentos más consumidos en nuestro entorno agrupados por tipo. Al lado de cada uno de ellos figura su índice glucémico (en una escala de 100, donde 100 es la glucosa) y su carga glucémica. Además, he asignado un color diferente a cada uno, para que te resulte más sencillo ver a simple vista qué alimentos son más o menos saludables. Las categorías son las siguientes:

- → Negro - **Alimentos con un IG superior a 70 o con una CG superior a 20:** hay que tener especial cuidado con estos alimentos, ya que aumentan los niveles de glucosa en sangre de forma brusca y exagerada, por lo que habría que eliminarlos de la dieta o, como mucho, consumirlos de forma ocasional.

- → Gris oscuro - **Alimentos con un IG de entre 56 y 69 o con una CG de entre 11 y 19:** son alimentos que deben ser de consumo ocasional o moderado en la dieta.

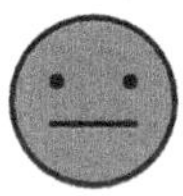

- → **Gris claro - Alimentos con un IG inferior a 55 o una CG inferior a 10:** estos son alimentos muy saludables para nuestro organismo, porque tienen un IG bajo, por lo que nos aportan los azúcares necesarios, pero sin aumentar drásticamente los niveles de glucosa en sangre.

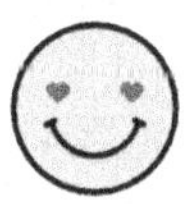

Ten en cuenta que el **pescado,** la **carne roja magra,** la **carne de ave** y los **huevos** no contienen hidratos de carbono, por lo que no tienen un índice glucémico asignado.

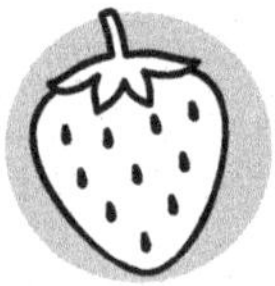

Fruta

	ÍNDICE GLUCÉMICO	CARGA GLUCÉMICA
Albaricoque	34	3,2
Albaricoque seco	31	17,9
Arándano	25	1,5
Cereza	25	3,3
Chirimoya	54	10,8
Ciruela	35	4,2
Dátil	70	45,5
Fresa	29	2
Kiwi	47	4,9
Naranja	43	3,6
Manzana	36	4,3
Mango	51	6,8
Melocotón	43	3,8
Melón	65	3,9
Piña	66	5,5
Plátano	58	11
Uva	49	6,9
Uva pasa	66	44

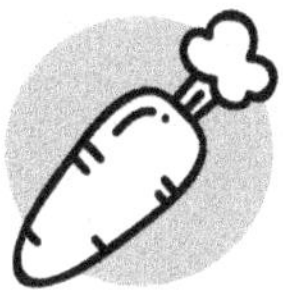

Verduras

	ÍNDICE GLUCÉMICO	CARGA GLUCÉMICA
Acelga	15	0,67
Achicoria en polvo	40	23,2
Ajo	30	7,32
Berenjena	20	0,5
Brócoli	15	0,4
Calabaza	75	3,75
Cebolla	15	0,8
Champiñón	15	0,1
Espinaca	15	0,1
Lechuga	15	0,2
Nabo (crudo)	30	1,4
Nabo (cocido)	85	2,57
Pepino	15	0,3
Pimiento verde	15	0,2
Remolacha	30	2,5
Setas	15	0,5
Tomate	30	1,1
Zanahoria (cruda)	30	2,1
Zanahoria (cocida)	85	2,8

Lácteos y bebidas vegetales

	ÍNDICE GLUCÉMICO	CARGA GLUCÉMICA
Leche entera de vaca	35	1,96
Leche condensada	61	83
Bebida de arroz	85	9,5
Bebida de soja	34	1,7
Yogur natural de leche de vaca	35	1,75
Skyr	30	1
Bebida de almendra	30	0,9
Bebida de avena sin hidrolizar	30	2,4

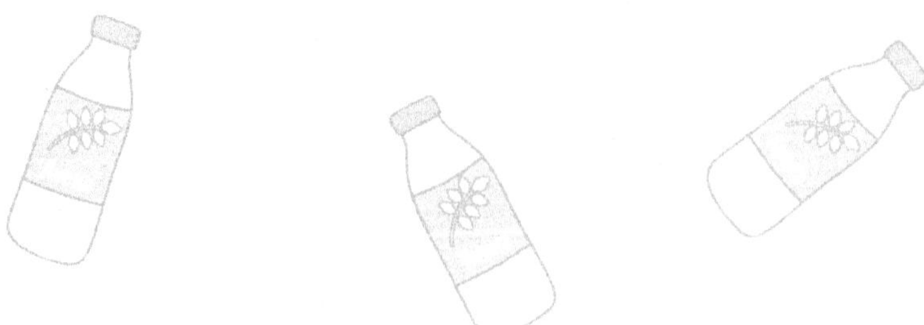

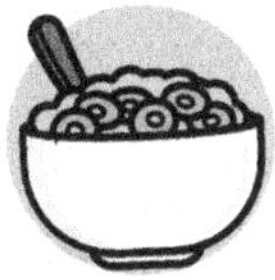

Cereales y derivados

	ÍNDICE GLUCÉMICO	CARGA GLUCÉMICA
Amaranto	35	22,8
Arroz integral (crudo)	50	37,1
Arroz integral (cocido)	50	11,5
Arroz salvaje (cocido)	35	10,3
Arroz basmati (cocido)	50	38,5
Arroz blanco (cocido)	70	57,1
Arroz blanco (precocido)	85	66,5
Avena	40	26,6
Copos de avena	40	22,6
Boniato	50	12
Cereales de desayuno azucarados	70	46
Cereales de desayuno con fibra	50	25
Cuscús cocido	65	10

Fideos de soja	50	12,5
Galletas sin azúcar	50	27,7
Galletas tipo Digestive	65	40
Galletas María	70	46
Galletas tipo Príncipe	70	50
Harina de avena	56	28
Harina de algarroba	15	12,7
Harina de almendra	20	2,6
Harina de arroz	70	53,4
Harina de centeno	45	26
Harina integral de espelta	70	28
Harina de garbanzo	35	15
Harina de trigo	75	50
Maíz en lata	65	1,3
Maíz tostado (kikos)	65	32,5

Pan blanco	75	38,6
Pan integral de trigo	65	29,5
Pan integral de espelta	45	21
Pasta de trigo	60	42
Pasta de trigo integral	40	28
Pasta de lentejas	35	17
Patata hervida con piel	65	10,4
Patata al horno	95	28
Patata frita	70	23,8
Quinoa	35	9,2

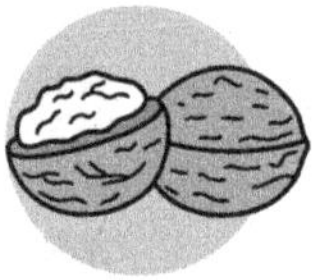

Legumbres y frutos secos

	ÍNDICE GLUCÉMICO	CARGA GLUCÉMICA
Altramuces	15	1,5
Cacahuetes (tostados)	15	1
Garbanzos (cocidos)	35	7
Judías blancas (cocidas)	35	12,1
Lentejas (cocidas)	30	16,4
Habas (frescas)	15	8,8
Soja	15	15
Almendras (crudas)	15	0,8
Anacardos (crudos)	25	5
Avellanas (tostadas)	15	1,5
Nueces (crudas)	15	1,35
Semillas de calabaza	25	5
Semillas de girasol	35	4,3

¿POR QUÉ HAY QUE PRIORIZAR LOS ALIMENTOS CON UN IG BAJO?

- El consumo de alimentos con un índice glucémico medio y bajo nos ayuda a prevenir enfermedades como la diabetes y la obesidad, porque, además de ser más saludables, mantienen estables los niveles de glucosa en sangre.
- El consumo regular de estos alimentos también puede ayudarnos a adelgazar, porque al no producir picos de insulina promueven una mayor sensación de saciedad, lo que hace que acabemos ingiriendo menos calorías a lo largo del día.
- Un metaanálisis publicado en 2019 revisó 88 estudios que relacionaban el consumo de una dieta basada en alimentos con alto índice glucémico y alta carga glucémica con un mayor riesgo de contraer cáncer.[41] La conclusión a la que llegaron sus autores fue que los cánceres de vejiga, riñón y colon se relacionaban con dietas con alto índice glucémico y los cánceres de próstata y ovario, con dietas con alta carga y alto índice glucémico. Así, se podría considerar que la carga e índice glucémicos de los alimentos son un factor de riesgo modificable del cáncer.
- El consumo de alimentos con alta carga glucémica incrementa el riesgo de padecer cáncer de mama según el estudio de la cohorte NutriNet- Santé.[42] Este

estudio se basó en el análisis de la alimentación de 68.946 franceses, que fueron sometidos a seguimiento durante años para estudiar a fondo los efectos de la dieta en la salud.

→ Por otro lado, las investigaciones muestran que seguir una dieta baja en glucosa puede tener un papel importante a la hora de evitar la diabetes tipo 2[43] y las enfermedades del corazón.[44]

¿Cómo seguir una alimentación con una carga glucémica baja?

Reducir la carga glucémica de nuestra dieta es fácil, basta con planificar un poco las comidas y basar nuestra alimentación en la comida real, con alimentos frescos, integrales y locales.

Ten en cuenta lo siguiente:

→ Aumenta tu consumo de cereales integrales, frutos secos, legumbres, fruta y verdura, así como de huevos y pescado.

- Reduce tu consumo de alimentos ricos en almidón, que tienen un IG moderado y alto, como las patatas, la pasta, el arroz y el pan blancos.
- Reduce tu consumo de alimentos ultraprocesados azucarados, como galletas, pasteles, dulces, chuches y refrescos.

¿En qué momento del día es más importante tomar alimentos con una carga glucémica baja?

¡En el desayuno!

Sí, sí, lo que lees, es vital que el desayuno esté basado en alimentos con una carga glucémica baja, ya que reducir de forma significativa los carbohidratos en el desayuno es una forma eficaz de mejorar los picos de glucemia tras las ingestas, incluso sin introducir cambios en el contenido de hidratos, grasas y proteínas del resto de las comidas del día.[45]

En otras palabras, que cambiar el típico desayuno dulce a base de batidos de cacao y galletas por uno salado rico en proteínas y grasas, por ejemplo, huevos revueltos, puede ayudarnos a controlar la glucemia durante todo el día.[46]

Además, el desayuno salado, aparte de reducir los picos de glucosa, tiene otros beneficios:[47]

- Reduce el estrés oxidativo.
- Reduce la inflamación crónica.

→ Reduce la glicación y, por tanto, retrasa el envejecimiento.

→ Reduce los antojos.

→ Es más saciante.

→ Reduce el riesgo de contraer diabetes tipo 2 y enfermedad cardiaca.

→ Mejora el estado de ánimo.

PROTEÍNAS, GRASAS E HIDRATOS

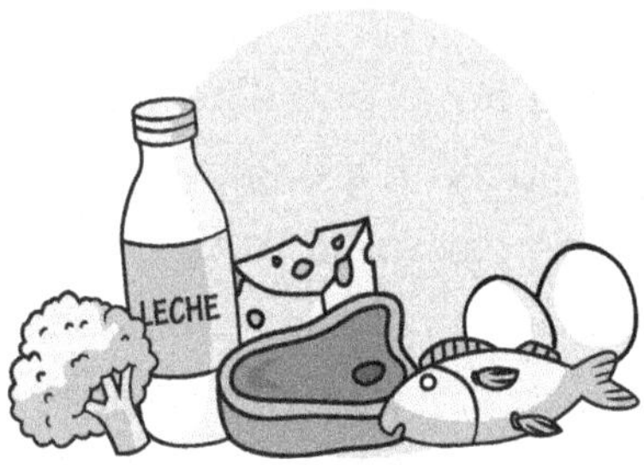

Proteínas

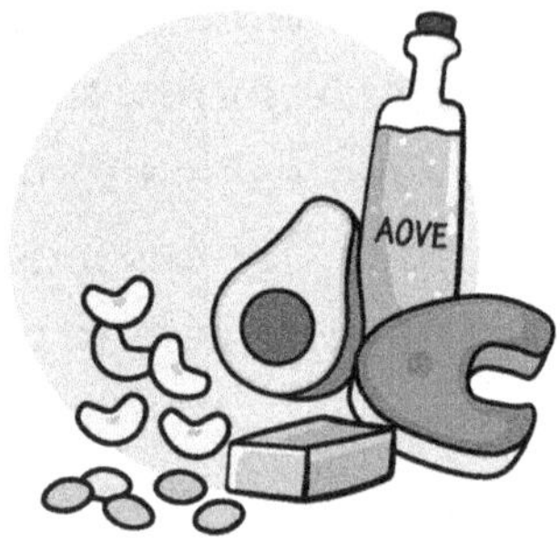

Grasas

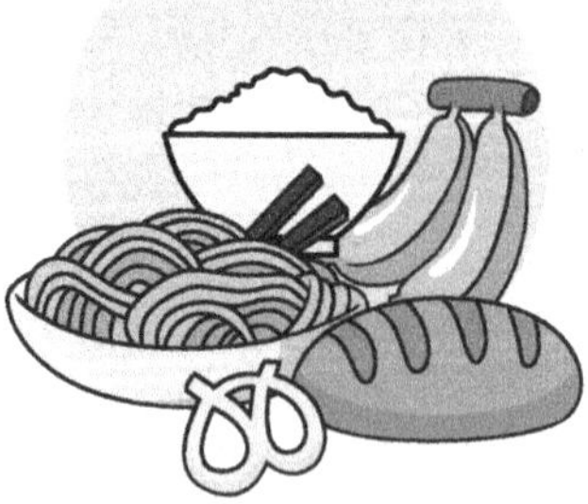

Hidratos

¿CÓMO APLANAR LAS CURVAS DE GLUCOSA Y EVITAR LA MONTAÑA RUSA GLUCÉMICA?

Hasta ahora hemos estado hablando de los carbohidratos y de su relación directa con la glucemia y sus picos. Ahora bien, los carbohidratos no son el único macronutriente presente en los alimentos y, como hemos visto, hay alimentos como el pescado, la carne o los huevos donde ni siquiera se encuentran en cantidades reseñables.

Ha llegado el momento de hablar de grasas y proteínas y de cómo afectan a la glucemia.

Grasas y proteínas: ¿producen picos de glucemia?

Volvamos un momento a esa fábrica que es nuestro organismo donde cada macronutriente se procesa de un modo distinto. Hasta ahora hemos visto qué sucede con los carbohidratos, pero ¿qué hay de la grasa y las proteínas?

Empecemos por las grasas, que son un macronutriente que nos aporta energía y que, además, nos ayuda a absorber las vitaminas presentes en los alimentos. En cuanto al metabolismo de los carbohidratos, las grasas ralentizan la absorción de la glucosa y, por lo tanto, contribuyen a mitigar los aumentos bruscos de azúcar en sangre, es decir, las hiperglucemias.

Podríamos decir que la grasa es como la madera de olivo en una hoguera, que se consume poco a poco, por lo que proporciona energía de forma estable durante más tiempo. Por eso es recomendable incluir grasas saludables en nuestras comidas, por ejemplo: aguacates, aceite de oliva virgen extra (AOVE), frutos secos, semillas, aceitunas, huevo, coco, pescado azul, etcétera.

Por su parte, las proteínas son moléculas grandes formadas por aminoácidos y están presentes en todas las células del cuerpo. Son esenciales para el crecimiento y su principal papel a nivel celular consiste en dar estructura y regular los tejidos y órganos. Por todo esto, las proteínas deben ser una parte esencial de la dieta.

En cuanto a su metabolismo, las proteínas se descomponen de una forma similar a los carbohidratos y tienen distintos efectos sobre los niveles de glucosa en sangre. Esta descomposición empieza en el estómago y sigue en el intestino, donde se transforman en sus piezas esenciales, los aminoácidos.

Una parte de estos aminoácidos acaban en el hígado, donde se convierten en glucosa, mientras que otros se usan para volver a producir proteínas o se dirigen a las células para regular su funcionamiento. Por eso, en general, comer proteínas tiene un impacto mínimo en los niveles de glucosa en sangre.

Solo hay una excepción, que son los alimentos ricos en proteínas, pero con poca grasa, como la pechuga de pollo, las claras de huevo, leche desnatada y la proteína en polvo, que pueden producir picos de glucemia. Por eso, es recomendable acompañar estos alimentos muy proteicos con grasas o, en el caso de la leche o los yogures, optar por las versiones enteras, que no eliminan la grasa naturalmente presente en ellos.

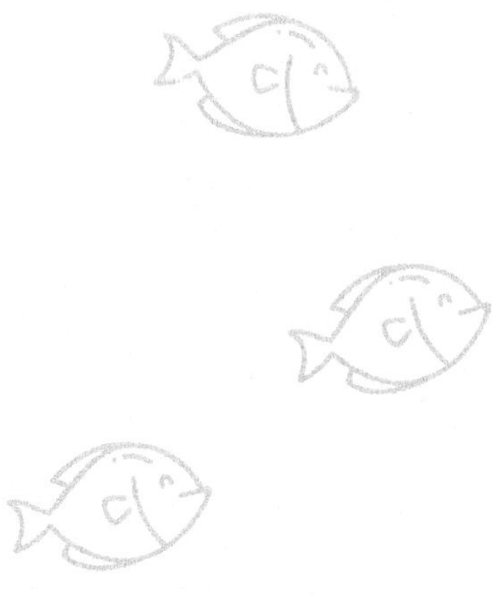

TRES ALIMENTOS QUE DEBES EVITAR

Teniendo en cuenta todo lo que hemos explicado hasta ahora, hay tres alimentos que deberías eliminar inmediatamente de tu dieta para hacerla más saludable. Son los siguientes:

- **Azúcar añadido.** A veces puede ser difícil de detectar, porque no se limita al azúcar de mesa que le echas al café, sino que a menudo se encuentra oculto bajo otras denominaciones en las etiquetas de muchos productos. Si ves alguno de estos nombres en una etiqueta, no lo dudes, es azúcar añadido: azúcar, azúcar de mesa, sacarosa, maltodextrina, panela, azúcar integral, miel, azúcar mascabado o moscovado, fructosa, sirope de glucosa, sirope de fructosa, almíbar y jarabe de maíz.
- **Harinas refinadas.** Hay que evitarlas porque, una vez dentro del organismo, se convierten rápidamente en azúcares y provocan picos de glucemia. Se encuentran principalmente en el pan blanco, la pasta blanca y las harinas refinadas.
- **Aceites vegetales refinados.** A pesar de ser grasas, que ya hemos dicho que no afectan directamente a la glucemia, se sabe que son inflamatorios y se relacionan con la resistencia a la insulina, lo que, a la larga, provoca picos de glucemia. Nos referimos al aceite de palma, el aceite de girasol, el aceite de canola, el aceite de soja, el aceite de semilla de uva y aceite de algodón, que encontrarás en muchas etiquetas.

10 maneras de mantener a raya los picos de glucosa

1. COME EN EL ORDEN CORRECTO

¿Sabías que los picos de glucosa e insulina se pueden reducir hasta en un 70 por ciento si ingerimos los alimentos en un orden determinado?[48]

Parece magia, ¿no?

Déjame contarte un experimento en el que se demostró cuál es el orden correcto de ingesta de los macronutrientes para aplanar la curva del azúcar y reducir la glucemia.

Este estudio piloto, que fue diseñado con once participantes que tenían diabetes tipo 2 y estaban en tratamiento con metformina, consistía en evaluar la respuesta de la glucemia de cada individuo ante un mismo plato que ingirieron de dos formas distintas. El plato en cuestión contenía 628 kcal distribuidas en 55 g de proteínas, 68 g de carbohidratos y 16 g de grasa y consistía en pollo sin piel a la plancha con una ensalada de lechuga, tomate con vinagreta y brócoli al vapor, acompañado de pan y zumo de naranja.

Un día tomaron primero los carbohidratos, el pan y el zumo, seguidos de las proteínas, el pollo, y por último la verdura. La semana siguiente degustaron lo mismo en orden inverso: primero la verdura y por último los carbohidratos. En ambos casos, midieron la glucemia justo antes de la ingesta y pasados 30, 60 y 120 minutos del inicio de la comida. Los niveles medios de glucosa postprandiales (es decir, tras la ingesta) se redujeron un 28,6 por ciento el segundo día con respecto al primero y los picos de glucosa se redujeron en un 73 por ciento cuando comieron primero las verduras y las proteínas y dejaron los carbohidratos para el final.

Más adelante, se repitió el mismo estudio en personas con prediabetes y se halló que el efecto era similar: los picos de glucosa se redujeron un 39 por ciento cuando se tomaron primero las verduras, después las proteínas y las grasas y por último los carbohidratos.[49]

¿Y qué sucede en personas sanas?, te preguntarás. ¿También influye sobre los picos de glucosa el orden en el que comemos?

Según un experimento que se hizo en personas sanas de origen asiático, parece que sí. En este estudio participaron 16 adultos sanos que comieron 5 platos típicos asiáticos a lo largo de distintos días. Se trataba de elaboraciones bastante similares entre sí, a base de vegetales, pollo y arroz, que tomaron siguiendo órdenes distintos. Los resultados fueron similares a los obtenidos en personas con diabetes y prediabetes: los picos de glucemia fueron más bajos cuando comieron primero las verduras, después la carne y por último el arroz.[50]

De modo que sí, diabéticos y no diabéticos nos beneficiamos si ingerimos los alimentos en el orden correcto, ya que cuando comemos los hidratos tras la carne o los vegetales durante una comida se produce un menor pico de glucosa e insulina.[51]

Estamos ante un gran descubrimiento, sobre todo para las personas con diabetes tipo 2, ya que algo tan sencillo como variar el orden en el que se comen los alimentos puede ayudar mucho a mejorar el control de la glucosa.

Para que quede claro, este es el mejor orden de ingesta de los alimentos para evitar los picos de glucemia:

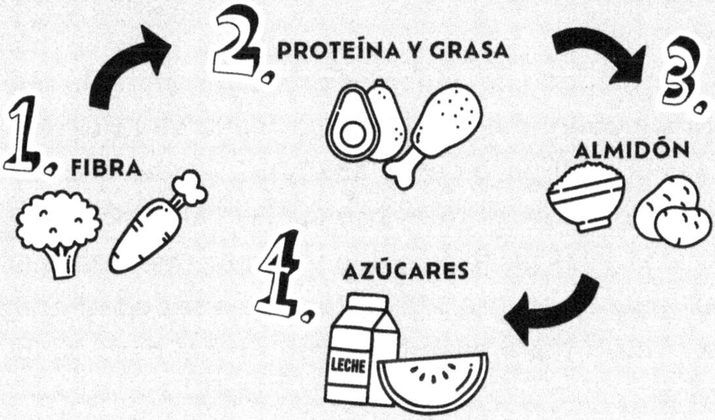

¿Y por qué este orden?

Para responder a esta pregunta hay que hacer un viaje al interior del cuerpo para observar qué ocurre con los alimentos cuando los ingerimos.

Después de masticar la comida, esta pasa al esófago y, de ahí, al estómago, donde comienza la digestión. A continuación, los alimentos pasarán al intestino, que absorberá los nutrientes y los lanzará al torrente sanguíneo para que, a través de él, lleguen a donde el cuerpo los necesite.

Ahora imagina el paso del estómago al intestino como una tubería y que, en función de la velocidad a la que pasen por ella los alimentos, aumenta más o menos la glucemia.

En este ejemplo, vamos a imaginar los azúcares como un líquido claro y nada viscoso que atraviesa rápidamente la tubería. Eso significa que, cuando tomamos azúcar, este pasa rápidamente del estómago al intestino y, de ahí, a la sangre. Así es como se crean los picos.

La fibra, en cambio, se comporta como una malla que bloquea ligeramente el paso por la tubería, lo que frena la entrada de los azúcares al intestino y al torrente sanguíneo.

De este modo, si comemos primero la fibra, lo que estamos haciendo es instalar una malla en la tubería que ralentiza el paso de los azúcares. Si, además, después de tomar la fibra e instalar la malla ingerimos las grasas y las proteínas, que tenemos que imaginar como una masa densa y pegajosa, estas se depositarán en la malla, lo que ralentizará aún más el paso de los azúcares.

Si después de la grasa y las proteínas lo que tomamos es el almidón, que tenemos que imaginar como un líquido viscoso, algo menos denso, sumamos un obstáculo más al azúcar, al que cada vez le costará más atravesar la tubería. Este es el mecanismo que ayuda a aplanar los picos de glucemia.

En la actualidad, y gracias a un estudio llevado a cabo en China, donde se hizo un seguimiento de cinco años a un grupo de diabéticos tipo 2 que siguió estas pautas, sabemos que esta rutina de ingesta puede tener beneficios a largo plazo. Los participantes del estudio se dividieron en dos grupos. El primero debía comer siempre la verdura antes del plato principal, compuesto por proteínas como carne, pescado o soja, y acabar con los carbohidratos, masticando bien cada bocado. El otro grupo podía comer los alimentos en el orden que quisiera. Pasados cinco años, se observó una mejora importante en los niveles de hemoglobina glicosilada (HbA1C)[52] en el primer grupo.

¿Cómo llevo esto a mi día a día?

Introducir esta pauta de alimentación es bastante sencillo, basta con planificar un poco las comidas y pensar, sobre todo, en el orden que hemos dicho.

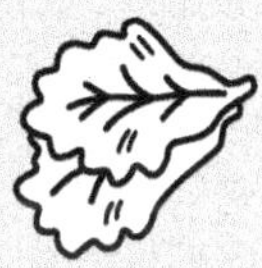

- Empieza siempre con vegetales. Por ejemplo: una ensalada con lechuga y tomate, una zanahoria cruda o un pepino aliñado con sal y vinagre. Si no te apetece algo crudo puedes optar por unas verduras salteadas o al vapor o unos corazones de alcachofas. Otra opción de entrante vegetal son las cremas y purés de verduras, los batidos verdes o un buen vaso de gazpacho, aunque es preferible tomar las verduras enteras, en vez de trituradas.

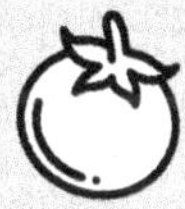

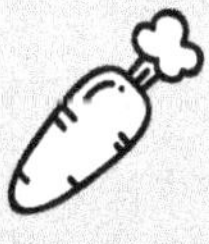

- Después de tomar los vegetales, llega el momento de la proteína y la grasa: huevos, pescado, legumbres, aguacates, pollo, soja, etcétera.

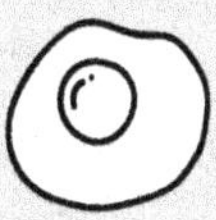

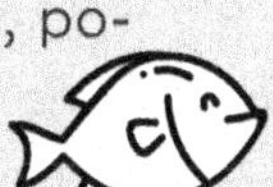

→ A continuación, viene el almidón, que pueden ser patatas, boniato, cereales, arroz, etcétera.

→ Y, por último, si te apetece, puedes tomar los azúcares: un trozo de pastel, fruta, etcétera.

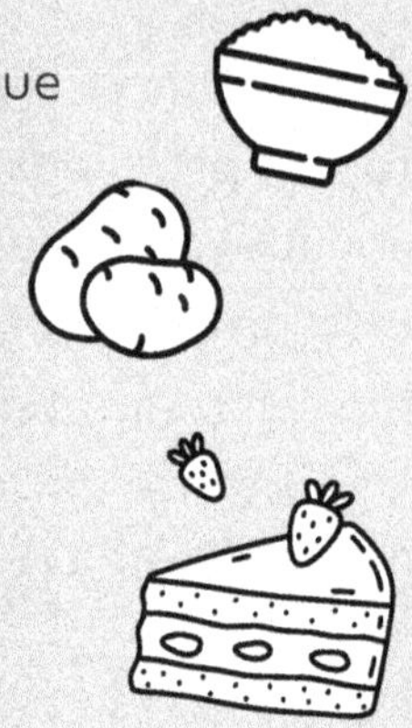

NO TE AGOBIES

Sé que no siempre es posible ingerir los alimentos en el orden correcto, porque lo habitual es que vaya todo mezclado en un solo plato. De hecho, yo solo lo hago cuando lo que voy a comer es compatible con esta pauta.

Si no, lo importante es asegurarse de que dicho plato contiene cantidades suficientes de fibra, proteínas y grasa que ayuden a ralentizar la absorción de almidones y azúcares.

Voy a ponerte un ejemplo: el típico plato de macarrones blancos con salsa de tomate de bote con azúcar añadido.

No tengo que aclarar que se trata de un plato que provoca un pico de glucemia. ¿Qué podemos hacer para evitarlo?

Tomarnos un plato de macarrones integrales con soja texturizada, salsa de tomate casero y vegetales.

¿Qué sería lo ideal? Comernos primero los vegetales, después la soja texturizada y por último los macarrones, pero como esta última opción no es realista, lo tomamos todo junto, sabiendo que esta combinación es mejor que la tradicional.

Cuando el saber popular tiene razón: el cocido maragato, que se toma al revés

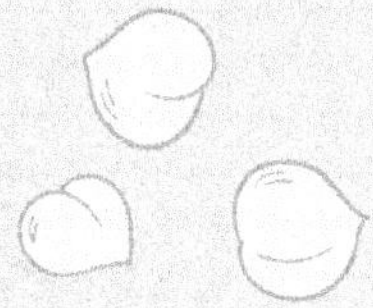

Hace unos años visité por primera vez Astorga, donde pude degustar el cocido maragato, un plato típico de la Maragatería, una comarca leonesa situada en el norte de España, que me habían recomendado probar en un restaurante llamado Las Termas. No teníamos ni idea de lo que nos íbamos a encontrar, pero nos habían dicho que nos sorprendería.

Cuando nos sentamos nos trajeron una fuente con tomate en rodajas aliñado con aceite de oliva y sal. A continuación, llegó una fuente con diez tipos distintos de carne del cocido. Después de degustarla, seguimos con los garbanzos y el repollo, también del cocido, y acabamos con una sopa de fideos. De postre, unas exquisitas natillas caseras, y rematamos con un tradicional café de puchero. Es decir, que tomamos todos los elementos de un cocido tradicional, pero en otro orden: primero los vegetales, después la proteína y la grasa, seguidas del almidón y, por último, los azúcares.

Existen varias teorías sobre por qué el cocido maragato se come al revés que el resto de los cocidos, y una de ellas es porque así se digiere mejor y no causa la típica pesadez y sopor tras comerlo. Lo cierto es que comer los elementos en este orden hace que el cocido maragato no produzca picos de glucemia, lo que, en la práctica, se nota, porque sienta muy bien. Una muestra de que las tradiciones y el saber popular tienen mucho que enseñarnos.

2. DESAYUNA SALADO

El desayuno es la peor hora del día para tomar azúcar y almidón, porque coincide con el momento en el que nuestro cuerpo es más sensible a la glucosa. Así, si el desayuno nos provoca un pico, será el más alto de todo el día y, por lo tanto, el peor. Por eso es importante asegurarnos de que la primera comida después del ayuno nocturno no produzca picos.

La mala noticia es que el desayuno típico en España es dulce: leche con galletas, cereales azucarados, bollería, pan blanco con mantequilla y mermelada, etcétera. Estamos ante un desayuno que provocará un pico de glucemia superior a 140 mg/dl, que es muchísimo. Y, por si eso fuera poco, después llegará una hipoglucemia que hará que tengamos más hambre y un especial antojo por los dulces. Un desastre.

La mejor forma de evitar todo esto es desayunar salado, ya que este tipo de desayuno produce picos de glucosa inferiores a los de un desayuno dulce. Esto se traduce en una menor resistencia a la insulina, menos antojos y menos hipoglucemias reactivas y, en consecuencia, más energía, una mayor saciedad, que también es más duradera, y un mejor rendimiento. No tienes que creerme, tú pruébalo y me cuentas.

Además, hay estudios que demuestran que un desayuno alto en grasa y bajo en carbohidratos ayuda a controlar los picos de glucemia y mejorar su curva a lo largo de todo el día, puede ayudarnos a perder peso[53] y también reduce notablemente la sensación de hambre.[54]

Un alimento especialmente interesante en este caso, por su contenido en grasa y proteína, es el huevo, ya que se ha hallado que el consumo regular de huevos mejora la glucosa en sangre en ayunas en personas con prediabetes y diabetes tipo 2.[55] Y aunque antiguamente se creía que este alimento era el responsable del aumento de colesterol en sangre, hoy sabemos que los auténticos culpables son los azúcares añadidos. Así que ha llegado el momento de dejar de tener miedo a los huevos e incluirlos con normalidad en nuestra alimentación.

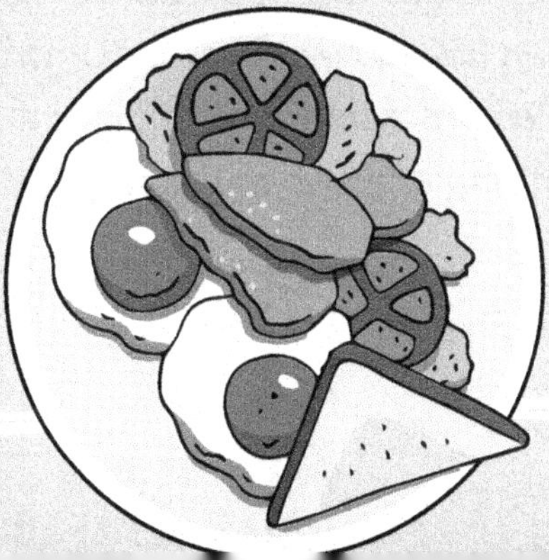

CÓMO CONTROLAR LOS PICOS DE GLUCEMIA E INSULINA EN EL DESAYUNO

- → Pásate al desayuno salado.
- → Incluye fibra, grasas y proteínas.
- → **Proteínas:** yogur griego, kéfir, tofu, queso fresco, queso crema, proteína de suero en polvo, frutos secos, huevos, semillas de lino, chía, calabaza, sésamo o cáñamo, *tahini.*
- → **Grasa:** aguacate, aceite de oliva virgen extra, mantequilla de cacahuete o de frutos secos, semillas, leche de coco, chocolate negro.
- → **Fibra:** vegetales, legumbres, setas, avena, frutos rojos, semillas, frutos secos.
- → Si te apetece tomar cereales, por ejemplo, avena o pan, asegúrate de que sean integrales y acompáñalos siempre de proteínas y grasas.
- → Si quieres tomar fruta, que sea entera, no en forma de zumo, y tómala siempre al final.
- → Elimina los cereales refinados, el pan blanco y la bollería del desayuno.
- → Recuerda que es mucho mejor una tostada de aguacate y tomate que una tostada de mermelada.
- → Si te gustan las gachas de avena o *porridge* recuerda tomarlo siempre acompañado de frutos secos, semillas, proteína en polvo o yogur.

La mantequilla de cacahuete, un aliado inesperado

Añadir dos cucharadas de mantequilla de cacahuete a un desayuno rico en hidratos puede reducir de manera importante los picos de glucemia posteriores, ya que se ha demostrado que los productos derivados del cacahuete ayudan a disminuir la carga glucémica después de una comida rica en carbohidratos.[56]

Es lo que se deduce de un estudio que se hizo en Texas en el año 2019 en torno al consumo de mantequilla de cacahuete en el desayuno. En él, se pidió a 16 adultos sanos que tomaran un desayuno de alta carga glucémica, que consistía en 2 rebanadas de pan blanco y 250 ml de zumo de manzana, y observaron su glucemia y sus picos de azúcar durante las dos horas posteriores. Al día siguiente, los mismos individuos repitieron el mismo desayuno del día anterior, pero añadiendo 2 cucharadas de mantequilla de cacahuete. Al realizar las mediciones posteriores se halló que, mientras el primer desayuno provocó un pico medio de glucemia de 51 mg/dl (lo deseable es que no sea mayor de 30 mg/dl), el pico medio que provocó el segundo fue de 35 mg/dl.[57]

El motivo para este fenómeno es que la mantequilla de cacahuete es rica en grasas, proteínas y fibra, por lo que ayuda a retrasar la absorción de azúcares en nuestro intestino.

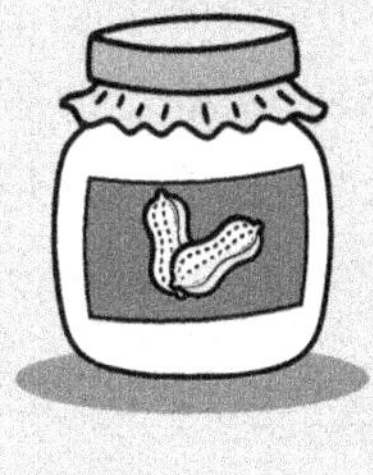

DESAYUNOS SALUDABLES QUE NO LO SON TANTO

- **Yogur desnatado.** Los productos lácteos pueden ser una buena fuente de proteínas siempre que cumplan determinados requisitos. Por ejemplo, el yogur y el kéfir enteros son lácteos recomendables por su efecto probiótico, que favorece nuestra microbiota intestinal. Ahora bien, para que estos lácteos fermentados sean de verdad una fuente de proteínas beneficiosa, no pueden tener azúcar añadido ni ser desnatados. Por un lado, la leche ya tiene azúcar de forma natural, es la lactosa, por lo que no necesita que se le añada más, y, por otro, cuando eliminamos la grasa de la leche para hacerla desnatada, esta ausencia hace que nuestro organismo absorba su azúcar mucho más deprisa, lo que puede provocarnos picos. Por eso, elige siempre yogures naturales enteros sin azúcar añadido, y si son griegos, mejor, porque su contenido en grasa es más elevado.
- **Bebidas vegetales.** Las bebidas vegetales, en especial las de avena, se han popularizado muchísimo durante la última década a medida que más y más gente decidía abandonar el consumo de leche animal. Sin embargo, hay que ser cuidadosos a la hora de elegir nuestras bebidas vegetales y derivados, porque pueden tener efectos negativos sobre los

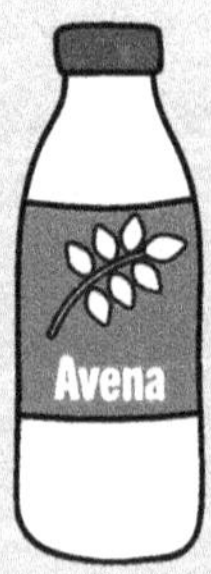

niveles de azúcar en sangre. Por ejemplo, ¿sabías que la mayoría de las marcas de bebidas de avena disponibles en el mercado no son recomendables? Qué sorpresa, ¿verdad? A mí me pasó igual. Lo que sucede es que durante la elaboración de algunas bebidas de avena (y también de arroz) se somete al cereal a un proceso de hidrólisis enzimática, que rompe parte de las largas cadenas de hidratos de carbono complejos y los transforma parcialmente en azúcares simples que dan un sabor dulce al producto. Para saber si este es el caso, basta con leer la etiqueta, donde, a pesar de que la bebida en cuestión no lleve azúcar añadido, figurará una cantidad de azúcar de unos 14 o 16 g por cada 250 ml o de 5 o 9 g por cada 100 ml. Por supuesto, la culpa no es de la avena, sino del proceso de elaboración. De hecho, la avena es un cereal rico en fibra, minerales y vitaminas, y si eres tú quien prepara la leche de avena en casa no tienes que preocuparte por esto. Ahora bien, si la compras ya elaborada, tienes que fijarte muy bien y elegir la que tenga una cantidad menor de azúcar, porque hay muy pocas marcas que no hidrolicen la avena. Por otro lado, hay otras bebidas que no son ni de avena ni de arroz, que contienen azúcar añadido y son bajas en proteínas, fibra y grasa, lo que las convierte en un cóctel perfecto para aumentar el nivel de azúcar en la sangre. Por eso es muy importante leer las etiquetas y asegurarnos de estar eligiendo variedades sin azúcar añadido y que contengan una cantidad de proteína comparable a la que contiene la leche de vaca. Y, en este caso, la mejor opción es la bebida de soja, que suele ser la más rica en proteínas y muchas marcas no llevan azúcar añadido. Resumiendo, estos son los factores que debes tener en cuenta a la hora de elegir tu bebida vegetal:

1. Que sea rica en proteínas: 3 g por cada 100 ml, como mínimo.
2. Que sea sin azúcar o que tenga menos de 3 g por cada 100 ml.
3. Si tiene calcio añadido, mejor, aunque no es imprescindible.
4. Que tenga el menor número posible de ingredientes. Lo ideal sería agua, el cereal o legumbre que use y una pizca de sal.

→ **Zumo de frutas.** Las frutas son beneficiosas para la salud porque son ricas en nutrientes y antioxidantes, y por eso debemos incorporarlas en la dieta. Sin embargo, los zumos de frutas son una bomba de azúcar, así que lo mejor es abandonar el tradicional zumo de naranja para desayunar.

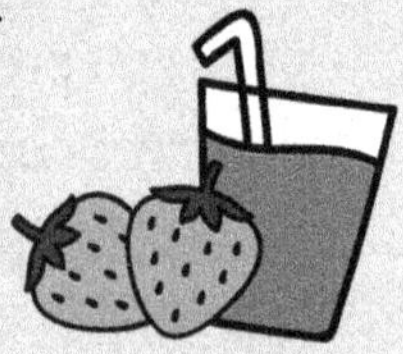

→ **Cereales de desayuno.** Incluso los cereales que se venden como altos en fibra y saludables, como All Bran o Special K, pueden hacer aumentar tus niveles de azúcar en sangre. De hecho, a pesar de que la industria asegura que hay cereales de desayuno que pueden ayudar a la pérdida de peso, nada más lejos de la realidad: la mayoría de los cereales de desayuno pueden producir picos de glucemia, que ya sabemos que se traducen en enfermedad y aumento de peso y, aunque los cereales altos en fibra tienen menos azúcar que los dirigidos al público infantil, ninguno de ellos es adecuado para un consumo habitual en el marco de una alimentación saludable. Si te gusta desayunar cereales, lo mejor es que tomes copos de avena o salvado, que son fuente de fibra, y les añadas almendras o semillas como fibra adicional y leche de soja sin azúcar como proteína.

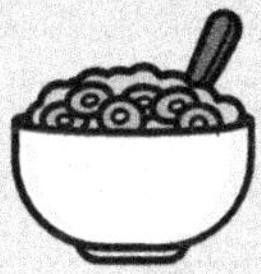

→ **Tostadas integrales.** Aunque hemos dicho que los cereales integrales son mucho mejores para regular los niveles de azúcar en la sangre que sus versiones refinadas, lo cierto es que es difícil encontrar pan cien por cien integral. Sin embargo, aunque tu pan sea cien por cien integral, este sigue conteniendo almidón, por lo que, si lo tomamos solo o, aún peor, acompañado de azúcares como mermelada o miel, se producirá un pico de azúcar tras su consumo. Así que para estabilizar el azúcar en sangre mientras disfrutamos de los beneficios de los cereales integrales, debemos tomar una porción pequeña de pan y acompañarla de proteínas y grasas. Es decir, que en vez de poner mermelada en tus tostadas del desayuno, añádeles un huevo escalfado, aguacate o una cucharada de mantequilla de cacahuete sin azúcar.

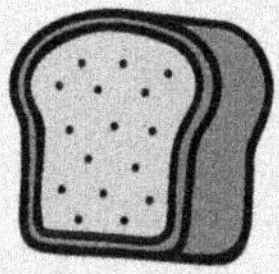

¿Puede ser saludable un desayuno dulce?

Por supuesto que sí, lo único que hay que hacer es modificar un poco las recetas tradicionales.

Por ejemplo, si te gusta desayunar batidos de fruta, elige frutas con baja carga glucémica, como los frutos rojos, y añádeles proteína en polvo, aguacate, mantequilla de frutos secos, yogur, *skyr*, semillas o cualquier otra fuente de grasa, fibra y proteínas que se te ocurra.

Si lo que te gusta desayunar son cereales, granola o muesli, elige una variedad con cereales integrales, un alto contenido en fibra y que no contenga azúcares añadidos, y acompáñalos de yogur griego o bebida de soja, semillas, frutos secos, coco rallado, etcétera.

Si sueles desayunar fruta, acompáñala de frutos secos. Las mejores frutas para controlar la glucemia por las mañanas son los frutos rojos, las manzanas, las peras y los cítricos. Las peores opciones son el mango, la piña y el plátano. Y, sobre todo, limita tu consumo de fruta seca o deshidratada.

Si lo que te gustan son las gachas de avena o *porridge* de avena, prueba la avena enfriada u *overnight*. Para hacerla, cuece la avena durante un par de minutos la noche anterior en agua o bebida de soja sin azúcar y déjala reposar al menos doce horas en la nevera. Por la mañana, añade frutos rojos, yogur o kéfir, frutos secos, mantequilla de cacahuete, coco o semillas. De este modo, conseguirás almidón resistente, un nutriente muy beneficioso para la microbiota, del que hablaremos un poco más adelante.

¿Puedo tomar café por la mañana?

Pues claro que sí, pero que sea sin azúcar, leche condensada ni licor añadido. Si necesitas endulzarlo, hazlo con estevia y, si le añades leche, mejor que sea entera de vaca, o bebida de soja o frutos secos sin azúcar. Evita los cafés preparados que venden en los supermercados, ya que llevan una gran cantidad de azúcar añadido. Tampoco son recomendables los cafés de especialidad de Starbucks, ya que, si revisas las etiquetas, verás que llevan cantidades ingentes de azúcar. Además, si eres capaz de esperar para tomar el café al final del desayuno, mejor, porque el pico de glucemia será menor.

3. AÑADE UN ENTRANTE DE ENSALADA

Como hemos visto con el cocido maragato, la tradición es una gran aliada, y una costumbre muy mediterránea es empezar la comida con una ensalada o tomate aliñado: recupérala. Procura empezar tus comidas comiendo vegetales y, si son crudos, mejor que mejor. Los vegetales son ricos en fibra, vitaminas y minerales, además de fitoquímicos, que tienen un alto poder antiinflamatorio y antioxidante y que se conservan mejor en crudo, porque algunos se pierden al calentar los alimentos.

No lo dudes, y empieza tu comida con lechuga, rúcula, canónigos, pepino en rodajas, tomate, zanahoria rallada, ensalada de col, etcétera. Para aderezar, recurre al aceite de oliva, la sal, el vinagre y las especias. Evita los aliños preparados, porque suelen ser ricos en azúcares.

4. TOMA VINAGRE PARA GANAR SALUD Y REGULAR LA GLUCEMIA

¿Has oído hablar alguna vez de los beneficios del vinagre? Hay gente que cuando oye la palabra vinagre lo relaciona inmediatamente con la limpieza del hogar y, de hecho, yo lo uso mucho, porque es un producto eficaz y libre de tóxicos.

Pero además de ser ideal para limpiar, el vinagre también es beneficioso para nuestro organismo, y hay investigaciones que sugieren que tomar vinagre de manzana antes de acostarnos tiene un impacto positivo en la salud.[58] Al parecer, el ácido acético presente en el vinagre ayuda a ralentizar la digestión de los almidones y el vaciamiento gástrico durante el sueño, lo que reduciría los picos de glucemia tras la cena y mejoraría los niveles de glucosa en ayunas. Además, hay estudios que sugieren que tomar una pequeña cantidad de vinagre todos los días podría ayudar a prevenir la diabetes tipo 2.[59]

Ciertamente, si un gesto tan sencillo como añadir vinagre a las comidas puede prevenir la diabetes, merece la pena probarlo, ¿no? Y, puestos a elegir, hay numerosos estudios en torno a los beneficios de un vinagre en concreto: el vinagre de manzana, que, además, tiene un sabor más suave.

Según estos estudios, el vinagre de manzana ayuda a reducir los picos de glucosa, y contribuye a la pérdida de peso,[60] a reducir el estrés oxidativo[61] y los triglicéridos en sangre, y a aumentar el colesterol bueno (HDL-C);[62] además de reducir la acidez y el reflujo gástrico. Según un estudio brasileño, tomando vinagre de manzana antes de las comidas podríamos contribuir a una pérdida de peso de entre uno y dos kilos, así como a una mejora de los niveles de triglicéridos y la disminución del perímetro abdominal y la grasa visceral.[63]

Por otro lado, tomar un vaso de agua con una cucharada de vinagre de manzana antes de comer un plato dulce aplana los picos de glucosa e insulina tanto en personas con diabetes como en personas sanas[64] y tomar vinagre antes de una comida rica en hidratos de carbono puede reducir entre un ocho y un treinta por ciento el pico de glucosa. Un recurso barato, fácil de preparar y eficaz.

Al parecer, lo que pasa es que el vinagre inhibe la acción de la alfa-amilasa, que, como ya hemos explicado, es la enzima que descompone los azúcares; aumenta la captación de glucosa por parte de las células musculares, porque favorece la transformación de la glucosa en glucógeno en el músculo y reduce la producción de insulina, reduciendo también la inflamación crónica y favoreciendo la pérdida de grasa. Pero lo mejor de todo es que el vinagre mejora la función de nuestras mitocondrias, lo que mejora a su vez el metabolismo general. Resumiendo, que nuestra caldera funciona mejor cuando la engrasamos con vinagre.[65]

Y si no tienes a mano vinagre de manzana no te preocupes, porque cualquier vinagre que no contenga azúcares añadidos tendrá unos efectos similares.

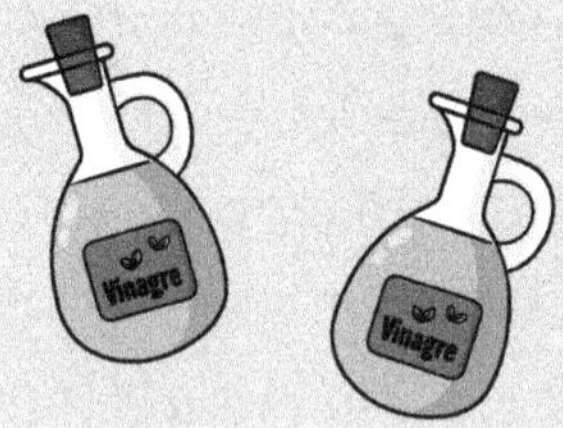

¡RECUERDA!

- **AÑADE UNA O DOS CUCHARADAS DE VINAGRE A UN VASO DE AGUA Y TÓMALO ANTES DE COMER. TEN EN CUENTA QUE EL VINAGRE PODRÍA EROSIONAR EL ESMALTE DE LOS DIENTES,[66] POR ESO TE RECOMIENDO TOMARLO SIEMPRE CON PAJITA.**
- **ALIÑA TUS ENTRANTES VEGETALES Y ENSALADAS CON VINAGRE.**

¿Qué es exactamente el vinagre de manzana?

El vinagre de manzana, también conocido como **vinagre de sidra de manzana** o **vinagre de sidra,** se obtiene de la fermentación del zumo de manzana por parte de las bacterias *Mycoderma aceti* o bacterias acéticas, que primero transforman en alcohol los azúcares del zumo de manzana y, más tarde, en **ácido acético,** que es lo que da al vinagre su sabor y olor característicos.

Gracias a su sabor suave, el vinagre de manzana se puede añadir a aliños, infusiones y todo tipo de recetas. A mí, por ejemplo, me gusta mucho esta bebida casera, que puede ayudarnos a regular la glucemia. Puedes tomarla antes de las comidas principales.

BEBIDA PARA REGULAR LA GLUCEMIA

Mezcla bien los ingredientes y tómalo con pajita.

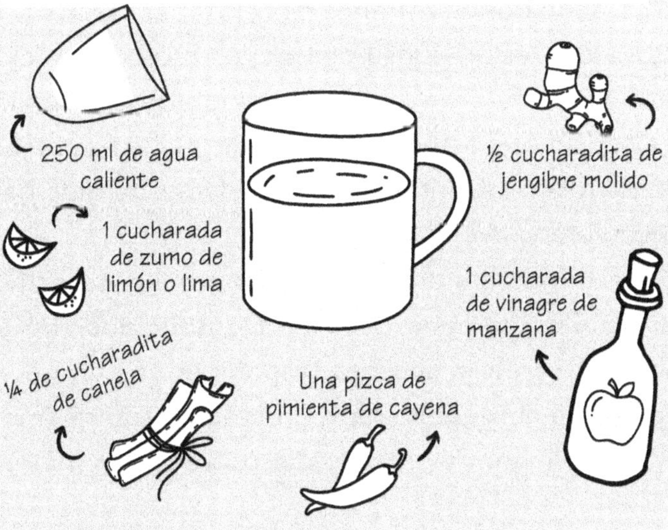

250 ml de agua caliente
1 cucharada de zumo de limón o lima
¼ de cucharadita de canela
Una pizca de pimienta de cayena
½ cucharadita de jengibre molido
1 cucharada de vinagre de manzana

5. MUÉVETE Y HAZ EJERCICIO

Cuando nos movemos, cuando caminamos, corremos, saltamos, bailamos o hacemos cualquier otra actividad, nuestros músculos se contraen, y para que esto suceda necesitan que sus mitocondrias produzcan ATP, que, como ya hemos explicado, se obtiene a partir de la glucosa y es algo así como la ficha que hay que introducir en el músculo para que este se contraiga.

Por eso, cuando nos movemos o hacemos ejercicio el músculo va a usar, en primer lugar, la pequeña cantidad de ATP almacenado en su interior y, cuando este se agote, recurrirá al glucógeno que también tiene almacenado y que, al metabolizarlo, se convierte en glucosa y ácido láctico. Así, el músculo cuenta con ATP suficiente para moverse durante 90 segundos, pero si el esfuerzo dura más de dos minutos, los músculos tienen que recurrir a la glucosa que viaja por la sangre, de modo que el cuerpo debe ponerse manos a la obra para reponer esa glucosa que están consumiendo los músculos y evitar entrar en hipoglucemia. Dependiendo de la intensidad del ejercicio que estemos realizando, el cuerpo responderá de forma distinta a las necesidades de glucosa de los músculos.

Si estamos dando un paseo tranquilo, se activará una proteína llamada *GLUT4* o *transportador de glucosa*, que capta la glucosa disponible en sangre y la dirige hacia el músculo para que este la transforme en ATP.[67] Si, en lugar de eso, decidimos trotar, los músculos necesitarán más glucosa, lo que alertará al hígado, que empezará a convertir en glucosa y enviar a la sangre el glucógeno que almacena en su interior. Así los músculos tendrán acceso a una mayor cantidad de glucosa.

Si en vez de trotar decides darlo todo y acelerar el ritmo a una intensidad moderada-alta, el hígado también acelerará su producción de glucosa y producirá un pico de glucemia de entre 160 y 180 mg/dl (o incluso más) para garantizar que los músculos pueden sostener el esfuerzo. Esto sucede porque durante el ejercicio intenso liberamos adrenalina, que es la que estimula a nuestro hígado a trabajar más deprisa.

En resumen, el ejercicio de intensidad leve produce una hipoglucemia leve durante el esfuerzo, mientras que el ejercicio moderado o intenso produce un pico importante de hiperglucemia. Y cuanto más entrenamos, más GLUT4 tendremos disponible, lo que se traducirá en una mayor captación de glucosa por parte del músculo, mayor sensibilidad a la acción de la insulina y un menor riesgo de contraer diabetes. Además, cuanto más intenso sea el ejercicio, más GLUT4 habrá en nuestros músculos.

Y no temas a los picos de glucosa que causa el ejercicio intenso. De hecho, cuando se producen estos picos, lo que significa es que nuestro cuerpo está quemando mucha glucosa para alimentar a los músculos. Así que ¡estos picos son buenos!, ya que contribuyen al metabolismo de nuestra fábrica.

Teniendo esto en cuenta, lo ideal para gozar de salud a largo plazo es hacer entrenamientos cortos pero intensos.

TIPOS DE EJERCICIO Y GLUCEMIA

CARDIO SUAVE O EJERCICIO AERÓBICO

→ Este tipo de ejercicio no eleva la glucemia ni durante ni después de la práctica, porque el cuerpo no necesita un extra importante de energía para trotar o nadar. Así, cuando llevamos a cabo este tipo de actividad, nuestro nivel de azúcar en sangre generalmente se mantendrá o disminuirá levemente.

→ Por eso, un ejercicio aeróbico muy recomendable y sencillo, que nos puede ayudar a reducir los picos de glucemia, es caminar. Caminar después de comer es un ejercicio muy suave que puede reducir significativamente la glucosa en sangre, sobre todo después de una comida rica en carbohidratos.[68] De hecho, se ha demostrado que **caminar quince minutos después de las comidas puede atenuar el pico de glucemia.**[69] Y aunque te dé pereza salir a andar después de una comilona, siento decirte que hacerlo al revés no funciona. Según los estudios, parece que salir a andar antes de la cena no tiene ningún efecto sobre el pico de glucemia posterior a la ingesta.[70]

→ Sin embargo, aunque caminar es eficaz para controlar los picos de glucemia puntuales, si lo que queremos es prevenir la diabetes tipo 2 y la resistencia a la insulina tenemos que ejercitarnos de forma más intensa.[71]

HIIT (ENTRENAMIENTO POR INTERVALOS DE ALTA INTENSIDAD) Y ENTRENAMIENTO DE FUERZA

- Los ejercicios de alta intensidad como el HIIT, el entrenamiento de fuerza y las carreras de velocidad, tipo *sprint*, hacen que nuestro cuerpo libere oleadas de adrenalina que activan el hígado y hacen que se ponga a generar y liberar glucosa al torrente sanguíneo, lo que genera un pico de glucemia. Según un estudio publicado en la *Revista Americana de Fisiología*, el ejercicio físico intenso aumenta la absorción de glucosa muscular hasta 100 veces en comparación con un estado de reposo.[72] Y, además, esta captación de glucosa no depende de la insulina, como ocurre cuando estamos en reposo, sino que los científicos sugieren que la captación de glucosa durante el ejercicio moderado/intenso corre a cargo de la proteína GLUT4. Es decir, que cuando hacemos ejercicio intenso se produce un pico de glucemia, pero no a costa de la insulina, sino de una proteína que aumenta la sensibilidad a la insulina y hace que las células del músculo tengan avidez por la glucosa. Así, el ejercicio físico de intensidad moderada/alta podría, a largo plazo, ser una terapia más para tratar la diabetes y la resistencia a la insulina.
- Otro dato importante que hay que tener en cuenta es que el ejercicio físico regular aumenta la cantidad de mitocondrias presentes en las células musculares, lo que hace que funcionen mejor y conviertan más cantidad de glucosa en energía, aumentando a su vez la sensibilidad a la insulina.[73] Y esto, a la larga,

no solo aumentará el número de mitocondrias, sino que cuanto más entrenemos la fuerza y más crezcan nuestros músculos, más almacén disponible habrá para guardar glucosa y, en consecuencia, la glucosa en sangre estará más controlada. Pero eso no es todo. Cuando hacemos ejercicio de manera regular se reduce también el tamaño de las células grasas, sobre todo las de la zona abdominal, lo que reduce el riesgo de diabetes y nos ayuda a perder peso y grasa.

→ Tanto el HIIT como el entrenamiento de fuerza, el *crossfit*, el tenis y los deportes colectivos intensos como el fútbol o el baloncesto aumentan la sensibilidad a la insulina y reducen la glucemia en personas con diabetes tipo 2, lo que podría ayudar a mejorar o incluso revertir la enfermedad.[74] Además, el entrenamiento aeróbico de alta intensidad no solo aumenta la captación de glucosa por parte del músculo, sino que también incrementa la captación de glucosa del resto de órganos internos, lo que, en el caso de tener cáncer, se traduce en una disminución de la glucosa disponible para el crecimiento de los tumores. Tanto en estudios en animales como en humanos, se ha demostrado que el entrenamiento de alta intensidad puede reducir el riesgo de cáncer e incluso el riesgo de cáncer metastásico. Un estudio publicado en Israel en 2022 demostró que el ejercicio aeróbico de alta intensidad puede disminuir el riesgo de cáncer metastásico en un 72 por ciento,[75] esto es una barbaridad, no existe ningún fármaco que tenga una eficacia comparable.

6. LA FRUTA, MEJOR ENTERA Y DE POSTRE

Como ya apuntábamos al hablar del desayuno, los zumos de frutas son nefastos para los niveles de glucosa en la sangre. Y es que los zumos son azúcar puro con alguna que otra vitamina, porque al exprimir o licuar la fruta se pierden la mayoría de sus nutrientes, fibra incluida, y nos quedamos únicamente con los azúcares, que pasan a comportarse como el azúcar de mesa. Es decir, que provocan rápidamente un gran pico de glucosa. Por eso, en lugar de zumos, siempre será mejor tomar batidos con la fruta triturada (no olvides añadir proteína y grasas), pero lo mejor sin duda es la fruta tal cual, a bocados.

Para que te hagas una idea, el índice glucémico de un zumo de naranja es de aproximadamente 66, muy alto, mientras que el de la fruta entera es 46.

En cuanto a los zumos de vegetales sin almidón, su índice glucémico es más bajo y contienen menos carbohidratos que los de frutas, pero el índice glucémico de las verduras enteras es también inferior al de estas mismas verduras licuadas, por lo que seguiremos prefiriendo tomarlas crudas y enteras. Aun así, si te apetece, puedes incluir zumos verdes de vegetales en la dieta.

Por otro lado, ya sabemos que tanto los dulces como la fruta, al ser ricos en azúcares, si se toman solos pueden provocar un pico de glucemia, porque pasan rápidamente al intestino y de ahí al torrente sanguíneo. En cambio, cuando tomamos los azúcares tras haber consumido previamente una comida con fibra, grasa y proteínas, el pico de glucemia que provocan es mucho menor. Por eso, deja siempre la fruta para el postre, que es cuando provocará menores picos de glucemia.

DESTERRANDO MITOS SOBRE LA FRUTA

Seguro que has oído más de una vez estas afirmaciones sobre la fruta. Vamos a ver qué nos dice la ciencia al respecto de cada una de ellas.

MITO 1: LA FRUTA HAY QUE TOMARLA SIEMPRE CON EL ESTÓMAGO VACÍO

Hay quien afirma que comer fruta con las comidas produce gases y molestias digestivas porque «fermenta» en el estómago. La fermentación y descomposición de los alimentos no es posible en el estómago, porque este está diseñado precisamente para evitar el crecimiento bacteriano.[76] Así, el PH del estómago es muy ácido, lo que impide que sobreviva ninguna bacteria.

En cambio, lo que sí puede suceder es que comer fruta retrase el vaciado gástrico, pero esto no es malo, al contrario, ya que contribuye a que nos sintamos más saciados durante más tiempo.[77] Pero, por supuesto, comer fruta no ralentiza la digestión lo suficiente como para que la comida «se eche a perder» mientras se digiere la fruta, así que no tienes por qué comerla en ayunas y, además, como hemos visto, ni siquiera es recomendable hacerlo, porque podría provocar un pico de glucemia.

Por otro lado, tampoco hay evidencias que respalden la idea de que la fruta ingerida con las comidas produzca hinchazón, diarrea o malestar. Si tienes alguno de estos síntomas, pueden estar relacionados con algún otro alimento que hayas ingerido o con el estado de la microbiota. Si persisten en el tiempo, acude a tu médico.

MITO 2: LOS DIABÉTICOS TIENEN QUE COMER LA FRUTA O BIEN SOLA O BIEN ANTES DE LAS COMIDAS

Como seguramente ya habrás podido deducir, este mito es totalmente falso, ya que comer fruta antes de las comidas o sola puede elevar los niveles de glucemia, algo que los diabéticos deben evitar.

Como ya hemos dicho anteriormente, la fruta es rica en azúcares naturales, por lo que si se ingiere sola puede provocar picos de glucemia. En vez de comer la fruta por separado, y en especial las personas diabéticas, lo ideal es combinarla con alimentos ricos en proteínas, fibra y grasas,[78] ya que esto hace que los azúcares pasen hacia el intestino más lentamente.[79]

Por otro lado, sabemos que ingerir 7,5 g de fibra soluble puede reducir los picos de glucemia provocados por una comida en un 25 por ciento,[80] por eso lo más recomendable es comer la fruta mejor con piel, que contiene fibra, y acompañada de semillas y frutos secos, que son ricos en fibra soluble. Por ejemplo, si te gusta merendar fruta, acompáñala de frutos secos y mantequilla de cacahuete o un yogur natural.

El tipo de fruta que elijas también es importante a la hora de controlar la glucemia. Las frutas con un índice glucémico bajo, como los frutos rojos, elevan los niveles de azúcar más lentamente y provocan un pico menor que las frutas con mayor índice glucémico, como los dátiles, las uvas pasas, el mango, la piña o el melón.

MITO 3: LA FRUTA ES MEJOR COMERLA POR LAS MAÑANAS

No hay nada que respalde esta afirmación.

Sí sabemos, como ya hemos repetido en más de una ocasión, que la fruta, si se ingiere sola, al ser rica en azúcares, elevará los niveles de glucemia sea cual sea la hora del día a la que la tomemos.[81]

Así, a la pregunta de cuál es el mejor momento para tomar fruta, la respuesta es: cualquiera. La fruta es saludable a cualquier hora del día y solo tenemos que saber cómo tomarla.

Repito: no hay ninguna evidencia sobre que debamos evitar la fruta por la tarde, por la mañana o después de las comidas.

Lo único que debemos hacer es combinarla con otros alimentos o con una comida rica en proteínas, grasas o fibra, para que el azúcar de la fruta pase más lentamente al intestino delgado y no produzca picos de glucemia. Por eso es mejor comerla de postre o, si la tomamos fuera de las comidas, acompañada de grasas y proteínas.

7. ARROPA LOS HIDRATOS

Los azúcares o carbohidratos de absorción rápida producen un menor pico glucémico si los arropamos, es decir, si los consumimos acompañados de fibra, grasas o proteínas que, como hemos explicado, forman una malla que ralentiza su paso al intestino y, por lo tanto, su absorción. Vamos a ver dónde encontramos cada uno de estos nutrientes.

Fibra

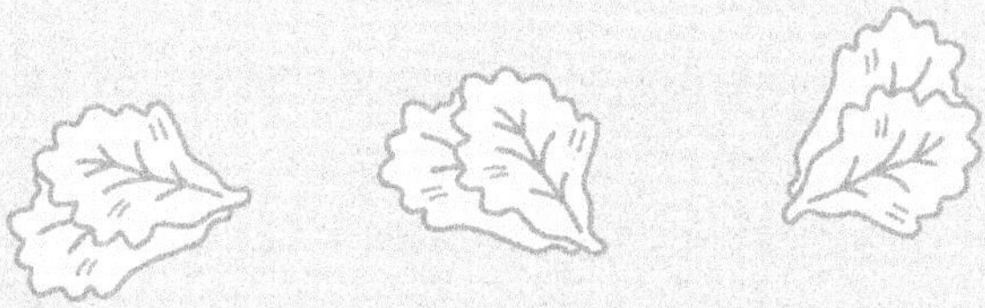

La fibra varía ligeramente en función de su origen y se compone principalmente de hidratos de carbono que resisten la hidrólisis (es decir, la separación) por parte de las enzimas digestivas y llegan intactos al colon, donde algunos sirven de alimento a la microbiota y el resto se expulsa.

La fibra ayuda a regular los niveles de glucosa en la sangre y a prevenir la diabetes tipo 2. De hecho, un metaanálisis halló que las personas que consumían cantidades elevadas de fibra tenían un riesgo entre un 15 y un 19 por ciento inferior de desarrollar este tipo de diabetes que quienes no lo hacían. Además, la fibra también es saciante, por lo que nos ayuda a tener menos hambre y reducir la frecuencia de los antojos.

CONSUMO DIARIO RECOMENDADO DE FIBRA

→ **Mujeres:** entre 21 y 26 g
→ **Hombres:** alrededor de unos 30 g

Los alimentos más ricos en fibra son las legumbres, las plantas aromáticas y las especias, seguidos de vegetales, frutos secos y cereales integrales. En cuanto a las semillas, las de lino y chía son ricas en lignina, un tipo de fibra que ayuda a regular el tránsito intestinal.

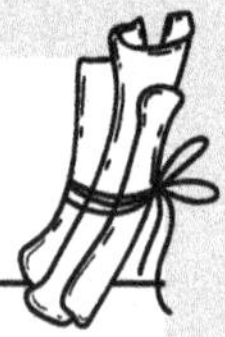

CONTENIDO EN FIBRA DE LOS ALIMENTOS

ALIMENTO	GRAMOS DE FIBRA POR CADA 100 G
Canela	54,30
Orégano seco	42,80
Salvado de trigo	42,80
Pimienta negra	26,50
Judía pinta	25
Judía blanca	23,20

Ciruela seca	17,80
Germen de trigo	17,70
Harina de soja	17,30
Lenteja	17,00
Garbanzo	15,50
Coco rallado	13,70
Almendra	13,50
Semilla de sésamo	11,80
Pipa de girasol	11,50
Avena	9,67
Pan integral tostado	8,70

Cómo aumentar tu consumo de fibra

- Pásate a lo integral: pan, pasta, arroz, etcétera.
- Come legumbres un mínimo de tres veces por semana. Puede ser en forma de guiso, pero también en hummus, ensalada o pasta de legumbres.
- Cómete la fruta con piel. La fibra de la fruta está sobre todo en la piel, así que lávala bien y cómetela sin pelar. Si puedes, consume fruta ecológica para reducir la presencia de pesticidas.
- Toma todos los días un puñado de frutos secos. Son ideales para acompañar la fruta porque así, ade-

más, reducimos el pico de glucemia. Eso sí, asegúrate de que los frutos secos no sean ni fritos ni garrapiñados.

- Añade hierbas aromáticas y especias a tus platos. Las especias son tan ricas en fibra que, aunque la cantidad que añadimos a las comidas sea pequeña, siempre son un extra.
- Añade vegetales de hoja verde a tus entrantes: espinacas, lechuga, acelgas, canónigos, rúcula, apio, etcétera. Además, el brócoli, las zanahorias, los espárragos, el maíz y los champiñones también son ricos en fibra.
- Las semillas de chía o lino remojadas desarrollan un mucílago rico en fibra que previene el estreñimiento.

Grasa

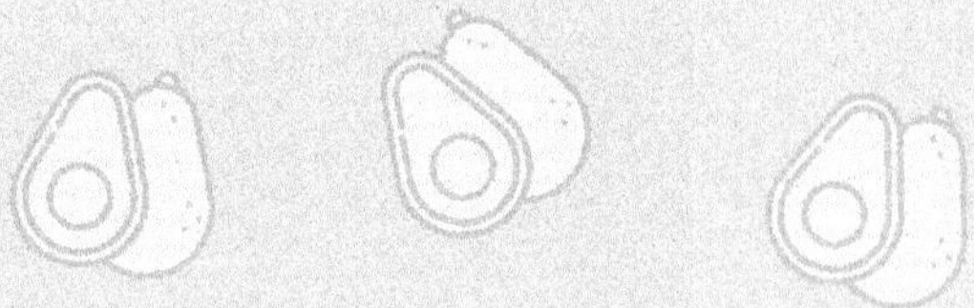

Las grasas son el nutriente que más nos ayuda a aplanar la curva de glucemia. Sin embargo, no todas las grasas son iguales, las hay saludables y las hay que debemos evitar.

Las mejores grasas son las que encontramos en aguacates, aceitunas, aceite de oliva virgen extra, aceite de lino, frutos secos, semillas, pescado azul, yogur o kéfir entero y griego y quesos, preferentemente de cabra u oveja.

La regla de oro a la hora de añadir grasas a nuestras ingestas es la moderación, ya que los alimentos que contienen grasas son muy calóricos y, si nos excedemos, aumentaremos de peso.

Proteínas

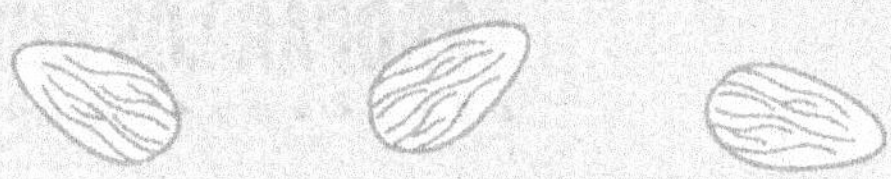

Las mejores proteínas son las que encontramos en las legumbres, incluida la soja, los huevos, los frutos secos, los pescados y los lácteos fermentados, como el yogur, el kéfir y los quesos.

Otra forma de añadir proteína a nuestra dieta consiste en tomarla en polvo. En este caso, las más recomendables son la proteína de suero de leche, comercializada a veces también con su nombre en inglés, *whey protein*, y la vegetal, en concreto, la de guisante o la de cáñamo y arroz integral.

La carne, por supuesto, también es una fuente de proteína, pero yo no soy partidaria de su consumo por motivos éticos y, sobre todo, de salud, ya que la Agencia Internacional para la Investigación del cáncer ha determinado que el consumo de carne roja, embutidos y procesados de carne es un posible carcinógeno para humanos.[82]

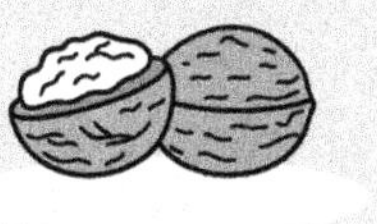

IDEAS PRÁCTICAS PARA ARROPAR LOS HIDRATOS

- Si vas a comer fruta, tómala como postre o, si vas a tomarla con el estómago vacío, acompáñala de un puñado de frutos secos o un yogur griego. Otra opción, que a mis hijos les encanta, es untar manzana con mantequilla de cacahuete y trocitos de almendra picada o comer el plátano mojado en mantequilla de anacardos.
- Si te apetece un trozo de tarta, tómalo de postre o cómete un yogur con semillas como acompañamiento.
- Si tienes previsto hacer bizcocho casero, que lleve harina integral, huevos, aceite de oliva, frutos secos y, como endulzante, canela, vainilla, estevia, calabaza o boniato.
- Acompaña la quinoa, el arroz y la pasta con grasas y proteínas. Por ejemplo: aguacate, salmón, queso feta, soja texturizada, tofu o tempe.
- Si vas a comer tostadas, que sean de pan integral y acompáñalas con AOVE, tomate, hummus, aguacate, queso, huevo poché, queso crema, rúcula, mantequilla de cacahuete, etcétera.

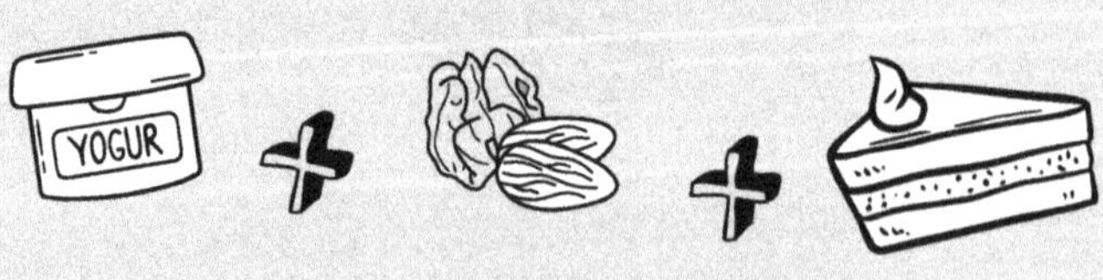

8. PRACTICA EL AYUNO INTERMITENTE

El ayuno intermitente consiste en abstenerse total o parcialmente de comer durante un tiempo determinado para, después, comer de forma regular. Lo interesante del ayuno intermitente es que no se trata de una dieta, sino de un programa horario donde no ponemos el foco en qué hay que comer, porque hay que comer saludable siempre, sino en cuándo comemos.

Además, ayunar no tiene nada de raro. Todos practicamos una forma de ayuno intermitente, entendido como un periodo prolongado de tiempo durante el cual no ingerimos ningún alimento, todos los días, desde que nos acostamos hasta que desayunamos al día siguiente.

La propia palabra lo dice, porque desayunar significa romper o deshacer el ayuno. Lo que sucede con el ayuno intermitente es que propone ampliar el número de horas durante las cuales no comemos a entre 12 y 16, de forma que solo dejamos una ventana de entre 8 y 12 horas al día para ingerir alimentos.

BENEFICIOS DEL AYUNO INTERMITENTE

- Algunos estudios sugieren que puede ofrecer beneficios como la pérdida de peso, una mejor salud metabólica y mayor longevidad.[83]
- Mejora la presión sanguínea.
- Ayuda a reducir el porcentaje de grasa, en especial en personas obesas.[84]
- Puede contribuir a la salud de la microbiota intestinal.
- Ayuda a combatir el estrés oxidativo.
- Se ha propuesto que podría ayudar a limitar el crecimiento de células cancerígenas,[85] aunque está pendiente de confirmación mediante estudios.
- Puede ayudar a reducir los efectos secundarios asociados al tratamiento contra el cáncer y a mejorar su eficacia.[86]
- Ayuda a mejorar la sensibilidad a la insulina y el uso de la glucosa como sustrato energético, lo que reduce la oscilación de la glucemia a lo largo del día.[87]
- Reduce los niveles de IGF-1, que es una sustancia proinflamatoria.

El ayuno 16/8

El método de ayuno 16/8 es uno de los más populares y que más beneficios aporta.[88] Consiste en pasar 16 horas sin comer, aunque sí está permitido beber agua, kombucha y café, té o infusiones sin azúcar, y comer durante las ocho horas restantes del día. Mi recomendación es que estas coincidan con el periodo entre las diez de la mañana y las seis de la tarde y que la última comida la hagas precisamente entre las cinco y las seis, en forma de merienda cena. Si no te va bien este horario, puedes elegir otro, siempre que la última comida sea antes de las nueve de la noche, ya que ayunar a partir de la puesta del sol favorece la oxidación de grasas y reduce la inflamación.[89]

Un estudio reciente demostró que esta reducción del horario de alimentación es un método eficaz para la pérdida de peso en personas obesas y, además, ayuda a regular los ritmos circadianos, cosa que mejora la reparación celular y podría ayudar a las personas con cáncer.

Por otro lado, el ayuno intermitente se ha relacionado con un descenso en los marcadores de inflamación, ya que favorece la reducción de citoquinas en sangre, disminuye las tasas de enfermedad arterial coronaria y diabetes tipo 2[90] y durante el ayuno las células inflamatorias entran en letargo.[91]

Si te acostumbras a hacer ayuno intermitente todos los días es genial, pero muchas veces los horarios o compromisos sociales nos lo impiden. No te agobies, hazlo cuando puedas y cena lo más temprano que tu rutina diaria te permita.

CONSEJOS PARA AYUNAR

- Procura que tu última comida del día sea rica en proteínas y grasas y baja en azúcares. De este modo, te sentirás saciado durante más tiempo y no tendrás antojos dulces que dificulten tu ayuno.
- Lo mejor es romper el ayuno con un vaso de caldo y, a continuación, puedes tomar fibra, proteínas y grasas y, por último, hidratos y azúcares. No es recomendable romper el ayuno con algo dulce.
- A la hora de elegir el periodo de ayuno es mejor cenar temprano que desayunar tarde. Es decir, que la última comida del día debería ser antes de que se ponga el sol. Esto se hace para intentar hacer coincidir las ingestas con nuestros relojes biológicos. De hecho, múltiples estudios con ratones han demostrado que los horarios de las comidas importan y que cuando estos comen fuera de su horario biológico de actividad, engordan más con la misma ingesta calórica. En su caso, al ser animales nocturnos, les perjudica comer de día, ya que cuando están activos es de noche. En el caso de los humanos sería justo al revés, ya que somos animales diurnos.
- En cualquier caso, se sabe que, en humanos, cenar después de las diez de la noche puede inducir intolerancia a la glucosa, además de reducir la oxidación y la movilización de las grasas.[92] Una misma comida, con las mismas calorías e ingredientes, puede

producir diferentes picos de glucemia, dependiendo de si se ingiere antes o después de que se ponga el sol.[93] Las personas que acostumbran a cenar tarde tienen más riesgo de padecer enfermedades metabólicas que las que cenan temprano.[94]

Cenar temprano reduce el riesgo de padecer cáncer

Respetar el ritmo biológico circadiano de producción de serotonina y melatonina es fundamental para nuestra salud. La melatonina es una hormona que controla el sueño y se produce por la noche, mientras que la serotonina es la hormona de la felicidad y se produce durante el día. Para respetar el ritmo de producción de ambas hormonas se aconseja ir a dormir antes de las once de la noche y se ha comprobado que las personas que trabajan en turnos de noche tienen más riesgo de desarrollar cáncer,[95] obesidad,[96] depresión y otras enfermedades crónicas, porque su horario laboral no respeta sus ciclos de producción de melatonina y serotonina.

Un estudio realizado por el Instituto de Salud Global de Barcelona (ISGlobal) y publicado en la *International Journal of Cancer* concluyó que cenar temprano contribuye a una buena salud, en especial si la cena es antes de las nueve de la noche.[97] Seguir esta recomendación reduce en un 20 por ciento el riesgo de contraer cáncer de mama o de próstata. Y si no puedes cenar antes de las nueve de la noche, procura hacerlo al menos dos horas antes de acostarte para obtener este beneficio.

Estos datos fueron hallados por una investigación española sobre cuál era el mejor horario para hacer la última comida del día. En él se analizaron los hábitos de alimentación, sueño y cronotipo, que es la predisposición natural individual de experimentar picos de energía o momentos de descanso a determinadas horas, de personas con cáncer de mama y de próstata de diferentes puntos de España. Se evaluaron datos de 621 casos de cáncer de próstata y 1.205 de cáncer de mama y, además, se seleccionaron al azar otros 872 hombres y 1.321 mujeres en centros de salud de atención primaria de toda España. A todos se les hizo la misma entrevista con preguntas centradas en los horarios de comida, sueño, cronotipo, hábitos de alimentación y cumplimiento de las recomendaciones de prevención del cáncer. Los investigadores llegaron a la conclusión de que seguir patrones diurnos de alimentación se asocia con un menor riesgo de contraer cáncer y que las horas a las que tomamos la última comida del día y nos vamos a dormir afectan a nuestra capacidad de metabolizar adecuadamente la comida y, en concreto, la glucosa. Así, aparte de reducir en un 20 por ciento el riesgo de padecer cáncer si cenamos antes de las nueve de la noche o al menos dos horas antes de irnos a dormir, esta protección aumenta si comemos de manera saludable, con una alta ingesta de frutas y hortalizas, y dormimos entre siete y ocho horas.

El estudio también halló que quienes cenaban a las diez y quienes se acostaban inmediatamente después de cenar no obtenían esta protección.

El mismo estudio señala que, evolutivamente, los humanos han ingerido comida de forma intermitente a lo largo del día y han guardado un largo ayuno por las noches. De hecho, investigaciones anteriores ya habían comprobado que el ayuno nocturno prolongado previene la inflamación, los niveles de glucosa elevados y el desarrollo de tumores. Un estudio chino en la misma línea demostró que las mujeres que cenan habitualmente después de las diez de la noche tienen más riesgo de contraer cáncer de mama.[98]

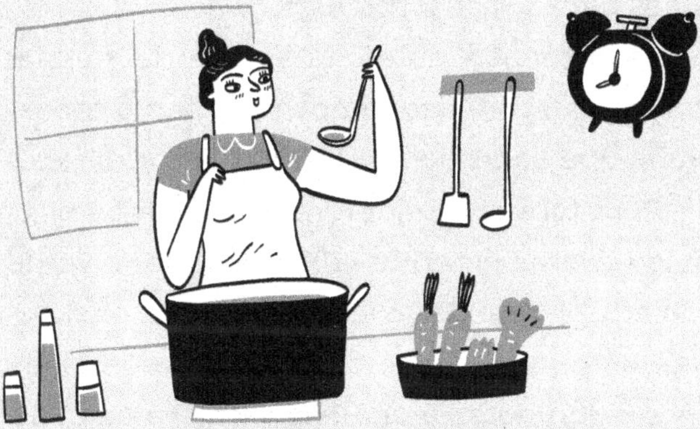

9. LOS ALMIDONES, MEJOR ENFRIADOS

El almidón resistente es un tipo de hidrato de carbono que nuestro cuerpo no puede absorber porque nuestras enzimas digestivas no son capaces de romper sus unidades de glucosa. Sin embargo, aunque no se absorba, este almidón resistente tiene un efecto prebiótico, ya que las bacterias intestinales lo fermentan y lo usan como alimento. El producto de esta fermentación es una sustancia muy interesante para la salud, llamada **butirato,**[99] un metabolito que mejora la sensibilidad a la insulina e, incluso, puede ayudar a prevenir el cáncer de colon.[100]

Además, el almidón enfriado es un tipo de fibra muy saciante que retrasa la velocidad de vaciamiento gástrico, por lo que ayuda a mantener los niveles de glucosa estables[101] y a reducir los picos después de las comidas, porque hay menos hidratos de carbono disponibles para ser absorbidos.[102]

Se encuentra en el plátano verde y en las patatas, el boniato y cereales como arroz, pan o copos de maíz y avena que han sido enfriados tras cocinarlos.

Para formar almidón resistente debemos refrigerar en la nevera alimentos como el plátano verde, patatas, boniatos, y cereales como pan, arroz, pasta o copos de maíz o avena. El proceso consiste en que estén al menos cinco o seis horas a una temperatura baja, de entre 4 y 6 °C, aunque es mejor si son veinticuatro horas. Así, obtendremos el mismo alimento, con un sabor similar, con almidón resistente. Una vez hecho este proceso, puedes volver a calentarlo antes de ingerirlo sin que pierda sus propiedades.

Por si esto fuera poco, el almidón resistente también reduce el colesterol, la glucemia postprandial, el riesgo de cáncer de colon[103] y favorece la sensibilidad de la insulina.[104]

10. DUERME BIEN

El sueño tiene un papel importante en el metabolismo de la glucosa y en la regulación del apetito: dormir bien es crucial para una mejor salud metabólica.[105]

En los últimos años, se ha producido un cambio en los hábitos de sueño que ha consistido en una reducción de horas desde las ocho de media estimada en la década de 1960 a las 6,5 actuales en Europa. Este cambio es fruto del modelo de vida actual, marcado por el estrés, el trabajo a turnos y las exigencias laborales, que hacen que cada vez durmamos menos y peor.

El problema es que, en la misma medida en la que se reducían las horas de sueño, ha aumentado la resistencia a la insulina y los casos de diabetes tipo 2 en la población y, finalmente, se ha demostrado que la falta de sueño influye en la regulación de la glucosa y en el control del apetito.

Así, los adolescentes que duermen menos de seis horas y media al día tienen más riesgo de ser obesos y desarrollar resistencia a la insulina,[106] una circunstancia habitual hoy en día, debido a la afición a pasar horas viendo vídeos de TikTok o navegando por Instagram.

Un dato interesante es que dormir mal una sola noche ya reduce entre un 19 y un 25 por ciento la sensibilidad a la insulina,[107] aunque, afortunadamente, cuando este hecho es esporádico, el cuerpo vielve a la normalidad al recuperar los buenos hábitos de sueño. Además, cuando dormimos poco aumentan nuestros antojos de alimentos con un mayor índice glucémico, como postres y dulces, lo que provocará mayores picos de glucemia y más riesgo de aumento de peso y obesidad.

Por otro lado, como hemos apuntado anteriormente al hablar del horario de la cena, las alteraciones de nuestro descanso modifican el ritmo circadiano y generan una desincronización de nuestro marcapasos interno o reloj biológico. Por la noche, mientras dormimos, producimos melatonina, que es la hormona del sueño. La melatonina aumenta la sensibilidad a la insulina y, cuando no dormimos lo suficiente, su producción disminuye, lo que provoca una alteración de la glucemia y la sensibilidad a la insulina. Además, cuando no dormimos bien se altera también la producción de otras hormonas, como la hormona del crecimiento, la norepinefrina y la corticotropina, que también influyen en el control de la glucemia y del apetito.

Por eso, recuerda que lo ideal es dormir entre siete y nueve horas todas las noches, y que es importante seguir una buena higiene del sueño; para ello, procura que tu habitación sea oscura, fresca y tranquila.

CONSEJOS PARA DORMIR BIEN

- Procura acostarte cuando se ponga el sol y despertar al amanecer.
- Evita los ruidos nocturnos. Para dormir hace falta paz y tranquilidad.

- Apaga las pantallas (televisor, teléfono y *tablet*) una hora antes de acostarte, porque la luz que emiten interfiere con la producción de melatonina.
- Procura que la habitación donde duermes esté a oscuras. Baja las persianas y apaga cualquier luz o piloto.
- La temperatura óptima para dormir es 21 °C.
- Cena unas tres horas antes de acostarte y no hagas cenas copiosas.
- Ve al baño justo antes de acostarte.
- Usa calcetines para dormir. Un estudio demostró que dormir con calcetines reduce la cantidad de veces que nos despertamos por la noche.[108]
- Medita, lee un libro o practica técnicas de relajación muscular progresiva antes de dormir.
- Hazte un automasaje. Masajea haciendo círculos con las yemas de los dedos la zona de las sienes y el cuero cabelludo.
- Toma un baño caliente o date una ducha de 20 o 30 minutos antes de acostarte.
- Elimina el estrés de tu vida. La meditación, el *mindfulness* y el yoga te pueden ayudar.
- Haz ejercicio físico de forma regular, pero procura no entrenar muy tarde, ya que el ejercicio físico nos activa y puede hacer que nos cueste conciliar el sueño.
- Abandona el alcohol y el tabaco.

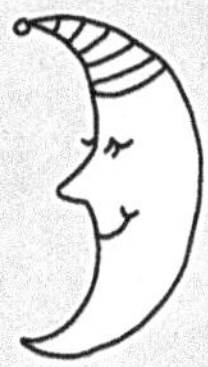

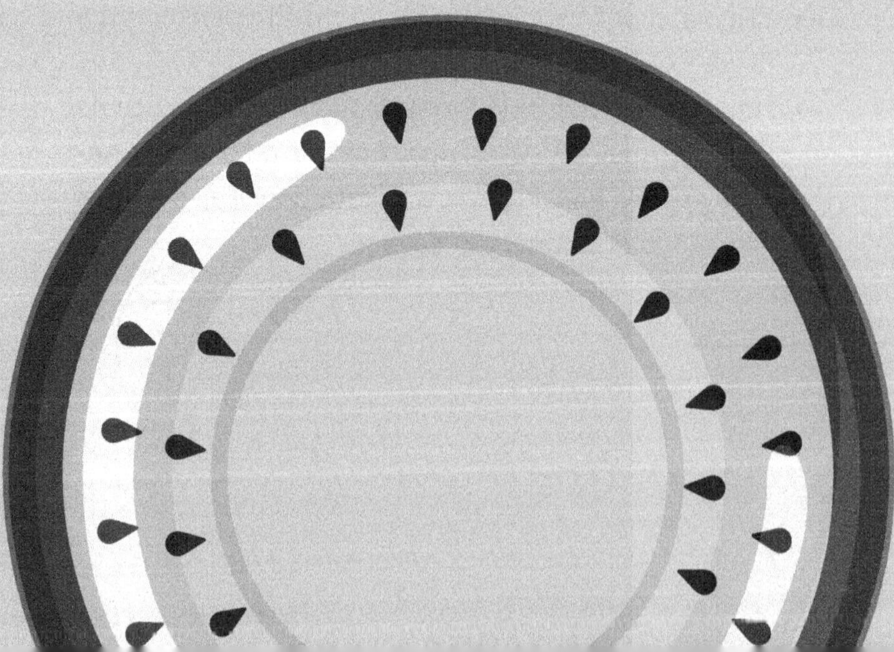

Bloque II

SI NOS INFLAMAMOS, ENFERMAMOS

INFLAMACIÓN AGUDA VS. INFLAMACIÓN CRÓNICA

Aunque en el primer bloque ya hemos apuntado que la inflamación es, junto con la alteración de la glucemia, uno de los factores que nos hace enfermar, ha llegado el momento de hablar a fondo de sus causas y consecuencias.

¿Sabías que la inflamación crónica de los tejidos se relaciona con mayor riesgo de enfermedad? Tres de cada cinco personas mueren a diario en todo el mundo a causa de una enfermedad relacionada con la inflamación crónica. Es un dato que debería ponernos en guardia.

La inflamación es un proceso natural del organismo para defenderse de tóxicos, gérmenes y otras sustancias o circunstancias que el cuerpo considera una amenaza, como por ejemplo el estrés, las heridas o los traumatismos. Cuando la inflamación es aguda, es una respuesta fisiológica necesaria que nos protege. Sin ella, sería imposible recuperarnos, por ejemplo, de traumatismos e infecciones.

Pero volvamos un momento a nuestra fábrica. Imagina que hay una avería y que empieza a filtrarse agua por una grieta. Al enterarse de la emergencia, el cuerpo envía a sus trabajadores especializados en averías a la zona afectada para evaluar la situación y poner en marcha las obras de reparación. Esto es lo que sucede, por ejemplo, cuando nos hacemos un corte, tocamos una planta venenosa, nos rompemos un hueso o contraemos un virus o una infección bacteriana. En cada caso, el cuerpo elige a sus trabajadores especializados y los lanza a resolver el problema.

Como resultado de la «avería», podemos experimentar uno o más de los cinco síntomas más comunes de la inflamación aguda: enrojecimiento, dolor, hinchazón, calor y pérdida de función (por ejemplo, dificultad para doblar una articulación inflamada). La inflamación también es la responsable de la mayoría de los síntomas que experimentamos cuando no nos sentimos bien, como la fiebre, los escalofríos o la fatiga. Y aunque todos estos síntomas son incómodos, en realidad lo que nos indican es que el cuerpo está haciendo su trabajo y está protegiéndonos. De hecho, sin inflamación, la infección más leve podría ser mortal. Además, en la mayoría de los casos, una vez resuelto el problema, el cuerpo sana y vuelve a la normalidad. Es solo cuestión de horas o días.

El problema surge cuando la inflamación persiste más tiempo del necesario, deja de ser reparadora y se vuelve destructiva. Es en estos casos cuando hablamos de inflamación crónica de bajo grado, que puede darse en respuesta a una anomalía en el cuerpo, como placas de colesterol en las arterias (arterosclerosis), presencia de toxinas derivadas del humo del tabaco o infecciones víricas no resueltas, por ejemplo, aunque, en otros muchos casos, la inflamación crónica no tiene una causa definida.

Tanto la inflamación aguda como la crónica están mediadas por el sistema inmune, que está formado por las células especializadas en reparar el cuerpo y eliminar invasores. El sistema inmune está formado por distintos tipos de células: neutrófilos, macrófagos, mastocitos y linfocitos T y B. Estas células inmunitarias se comportan como células inflamatorias, es decir, se encargan de producir sustancias lesivas contra los agentes patógenos (virus o bacterias), entre ellas citoquinas, prostaglandinas, leucotrienos y tromboxanos. Las células inmunitarias también son las que generan calor, rubor, edema, dolor e inflamación en las heridas, para cerrarlas, y factores de crecimiento para reparar los tejidos y vasos dañados.

Así, cuando el cuerpo detecta una herida, se pone en marcha el mecanismo de inflamación aguda y, en primer lugar, se dilatan los vasos sanguíneos de la zona dañada para permitir que acudan más células inmunitarias y más oxígeno a través de la sangre, que ayudarán a reparar el tejido dañado. A continuación, las plaquetas, que activan la coagulación sanguínea, forman una costra que sella la herida y evita que entren organismos externos que podrían infectarla. Después, la zona del tejido dañado permite el paso de más células inmunitarias para que eliminen cualquier organismo que ya haya entrado y, por último, se crean nuevos tejidos y vasos, mediante la liberación de factores de crecimiento, para reparar la zona afectada. Estos nuevos vasos son los que irrigarán el tejido recién creado, que es esa piel rosada que crece bajo las costras de las heridas.

Este proceso de reparación lo llevan a cabo los macrófagos, que son las células inmunitarias especializadas en reparaciones y desperfectos, mientras que los leucocitos y linfocitos se parecen más a vigilantes que van haciendo rondas por todo el cuerpo en busca de intrusos y averías.

Cuando el sistema inmune considera que un problema ha sido solucionado, cesa la inflamación y las células inmunes se limitan a seguir vigilando. Pero cuando se da alguna de las circunstancias que activan la inflamación crónica, las células inmunitarias no dan nunca por finalizado el trabajo y siguen actuando hasta que los tejidos se irritan.

Por tanto, la respuesta inflamatoria crónica es un asesino silencioso que acelera el envejecimiento y puede dañar células, tejidos y órganos sanos además de aumentar la incidencia de:[109]

- Enfermedades cardiovasculares.
- Muerte prematura. La inflamación crónica se asocia con mayor riesgo de mortalidad por cualquier causa.[110]
- Diabetes.
- Enfermedades autoinmunes.
- Alergias.
- Asma.

- Enfermedades inflamatorias intestinales (enfermedad de Crohn y colitis ulcerosa).
- Depresión.
- Obesidad.
- Osteoporosis.
- Fibromialgia.
- Cáncer. Se estima que la inflamación crónica aumenta en un 25 por ciento el riesgo de contraer cáncer.[111] Este dato es muy importante, pues nos indica que, si aprendemos a regular la inflamación, podríamos prevenir muchos casos de cáncer.
- Enfermedades neurodegenerativas.
- Esclerosis múltiple.
- Síndrome de ovario poliquístico.
- Infertilidad.
- Envejecimiento prematuro.
- Acné.
- Psoriasis.
- Artritis (artritis reumatoide y artritis psoriásica).
- Tiroiditis.
- Hepatitis crónica.
- Degeneración macular de la retina.

Además, la inflamación crónica de bajo grado altera el sistema inmune y podría reducir la eficacia de las vacunas.[112] Esto explicaría por qué algunas personas, la mayoría, desarrollaron inmunidad después de recibir la vacuna contra la COVID-19 y otras no.

ENFERMEDADES VINCULADAS CON LA INFLAMACIÓN CRÓNICA

Cuando tienes inflamación crónica, tu cuerpo está en un estado permanente de alerta. La liberación de químicos inflamatorios puede afectar a muchos sistemas de tu cuerpo y ser causa o consecuencia de múltiples enfermedades.

1 **CEREBRO Y ESPINA DORSAL**
Enfermedad de Alzheimer, esclerosis múltiple, enfermedad de Parkinson.

2 **OJOS**
Degeneración macular, degeneración retiniana, uveítis.

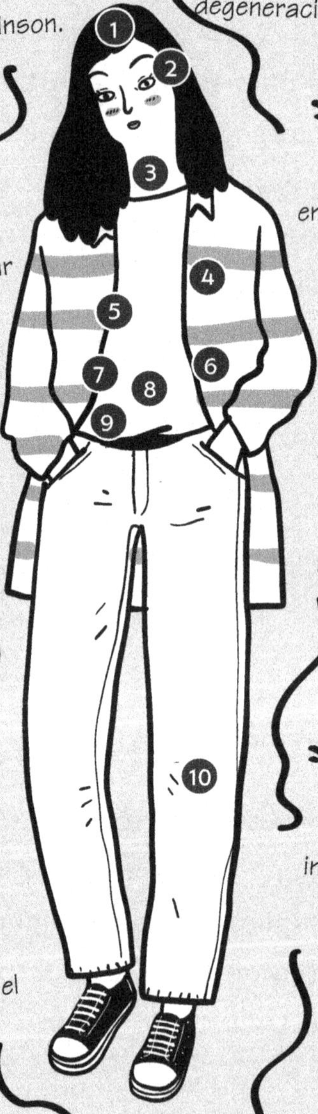

3 **TIROIDES**
Tiroiditis.

4 **CORAZÓN Y VASOS SANGUÍNEOS**
Arterosclerosis, enfermedad cardiaca.

5 **PULMONES**
Alergias, asma, enfermedad pulmonar obstructiva crónica, cáncer de pulmón.

6 **PÁNCREAS**
Diabetes tipo 1.

7 **HÍGADO**
Hepatitis crónica.

8 **SISTEMA DIGESTIVO**
Enfermedad inflamatoria intestinal incluyendo enfermedad de Crohn y colitis ulcerosa.

9 **RIÑONES**
Enfermedad renal crónica, fallo renal, nefritis.

10 **ARTICULACIONES**
Algunas formas de artritis, incluyendo artritis reumatoide y artritis psoriásica.

TAMBIÉN

PIEL
Acné, eccemas, psoriasis, cáncer de piel.

SISTEMA INMUNE
Trastornos autoinmunes como el lupus.

¿Qué síntomas produce la inflamación crónica de bajo grado?

Uno de los problemas de la inflamación crónica de bajo grado es que sus síntomas no son tan evidentes y reconocibles como los de la inflamación aguda. De hecho, lo más normal es que no provoque dolor, ni hinchazón, ni enrojecimiento, sino una serie de síntomas mucho más sutiles y comunes a otras afecciones, lo que dificulta saber cuál es su causa real.

Algunos de los signos y síntomas de la inflamación crónica son:

- → Fatiga y falta de energía.
- → Depresión y ansiedad.
- → Dolores musculares y en las articulaciones.
- → Estreñimiento, diarrea, hinchazón y gases.
- → Cambios de peso espontáneos.
- → Cefaleas o dolores de cabeza continuos.
- → Estado mental alterado, con aturdimiento y dificultad para concentrarnos, embotamiento mental.
- → Infecciones frecuentes.

Además, a diferencia de los signos clásicos de la inflamación aguda, estos síntomas persisten durante mucho tiempo o aparecen y desaparecen constantemente.

¿Cómo se diagnostica la inflamación crónica?

Uno de los problemas de la inflamación crónica es que no existe una única prueba que la confirme o la descarte, aunque sí hay determinados marcadores que pueden contribuir a su diagnóstico. Son los siguientes:[113]

- Proteína C reactiva (PCR). Es uno de los indicadores más utilizados para este diagnóstico. Su valor ideal debería ser inferior a 1 mg/L, considerándose normales valores entre 0,1 y 5 mg/L.
- Test GlycA. Este test mide las distintas proteínas asociadas a la inflamación y, en la actualidad, se cree que podría ser más específico que la proteína C-reactiva.[114]
- Homocisteína.
- TNF-α.
- IL-6.
- PCR de alta sensibilidad (hsCRP).
- Fibrinógeno.
- Velocidad de sedimentación globular (VSG). Rango de normalidad: 1-10 mm/h.
- Ácido úrico.

Saber si tenemos o no inflamación crónica puede ayudarnos a identificar factores de riesgo y buscar formas de cambiarlos. Por eso, no está de más echar un vistazo a tu última analítica y consultar los valores de PCR o VSG, que son los parámetros que más se suelen medir en los chequeos rutinarios. Sin embargo, estos marcadores no bastan para hacer un diagnóstico ni nos dicen nada sobre la causa concreta de la inflamación, porque son inespecíficos.

¿Qué produce inflamación crónica?

La inflamación crónica tiene tres causas principales:

1. **El organismo no es capaz de eliminar el germen o tóxico invasor que produjo inicialmente una reacción aguda.** Esto sucede con algunos virus o bacterias que se cronifican porque el cuerpo no puede eliminarlos. Ejemplos de esto son los microorganismos infecciosos como el virus de la hepatitis B y C o el bacilo de la tuberculosis; y tóxicos persistentes, como, por ejemplo, el polvo de silicio, que se produce en el sector de la construcción y se acumula en el tejido respiratorio, o algunos pesticidas, que pueden acumularse en el tejido graso.
2. **Nuestro organismo entra en «modo amenaza» sin que exista ninguna amenaza real.** A veces, el cuerpo se ataca a sí mismo, aunque no haya ninguna lesión ni agente dañino cerca. Esto ocurre cuando el sistema inmune se vuelve hipersensible y reacciona atacando a células y tejidos sanos. Un ejemplo de ello son las enfermedades autoinmunes como la artritis reumatoide, la enfermedad inflamatoria intesti-

nal, el lupus o las alergias, todas ellas enfermedades donde hay un estado inflamatorio persistente.

3. **Un estilo de vida poco saludable.** Los malos hábitos como fumar, no hacer ejercicio regularmente, no dormir lo suficiente o llevar una dieta alta en carbohidratos refinados pueden contribuir con el tiempo a desarrollar inflamación crónica. Es en esta en la que vamos a centrarnos en las páginas que siguen, ya que es la que más fácilmente podemos remediar.

¿Qué relación hay entre el exceso de azúcar y los procesos inflamatorios?

Inflamación e hiperglucemia van de la mano. De hecho, los alimentos que elevan rápidamente los niveles de glucosa en sangre tras su ingesta se han asociado con niveles elevados de marcadores inflamatorios, como la PCR.[115]

Lo que sucede es que, cuando comemos demasiado azúcar a menudo, se generan constantemente picos de glucosa que el cuerpo maneja liberando insulina. Y, cuando esto pasa, llega un momento en el que las células dejan de reaccionar a la presencia de esta insulina, lo que hace que el azúcar permanezca más tiempo y en mayor cantidad en sangre. Este estado, que se conoce como *resistencia a la insulina*, es proinflamatorio y puede causar daños en todo el cuerpo y desencadenar enfermedades.

Una de las áreas donde más daños provoca esta resistencia a la insulina es en las células endoteliales, que son las que recubren los vasos sanguíneos, los cuales se inflaman a causa del estrés oxidativo provocado por los radicales libres, que, como ya hemos visto, son consecuencia de mantener niveles altos de azúcar en el interior de las células. Esta inflamación de los vasos sanguíneos hace que se constriñan y acumulen plaquetas, lo que promueve la formación de coágulos de sangre y la aparición de trombos en arterias y venas.

Por otro lado, la resistencia a la insulina también puede causar la oxidación de los ácidos grasos almacenados en las células grasas, fenómeno que contribuye también a la inflamación crónica. Además, el consumo excesivo de azúcar provoca un aumento de peso y del tejido adiposo, sobre todo alrededor de la cintura, lo que promueve la activación de las células inmunitarias, que secretan grandes cantidades de sustancias químicas proinflamatorias.

¿Qué problemas de salud a largo plazo están relacionados con la inflamación crónica?

Las enfermedades inflamatorias son la causa más importante de muerte en todo el mundo. De hecho, la Organización Mundial de la Salud las considera la mayor amenaza para la salud humana, ya que están relacionadas con múltiples problemas de salud a largo plazo y crónicos y se prevé que su prevalencia se incremente de forma sostenida durante los próximos treinta años. En la actualidad, tres de cada cinco personas que mueren en todo el mundo lo hacen a causa de enfermedades inflamatorias crónicas, como accidentes cerebrovasculares, enfermedades respiratorias crónicas, trastornos cardiacos, cáncer, obesidad y diabetes.

Los principales problemas de salud a largo plazo que comporta la inflamación crónica, cuya causa principal es la hiperglucemia, son:[116]

- **Enfermedades cardiovasculares:** culpables, en la actualidad, de una de cada tres muertes en Europa y Estados Unidos. Los más comunes son los ataques cardiacos y los accidentes cerebrovasculares.
- **Obesidad.**
- **Cáncer:**[117] principalmente de riñón, próstata, ovario, hepatocelular, páncreas y colorrectal.
- **Diabetes:** uno de cada siete adultos españoles padece diabetes tipo 2.
- **Artritis y enfermedades articulares.**
- **Enfermedades pulmonares** como el asma o la enfermedad pulmonar obstructiva crónica.
- **Alzhéimer:** la inflamación crónica está relacionada con el deterioro cognitivo y la demencia.
- **Alergias.**
- **Depresión.**[118]

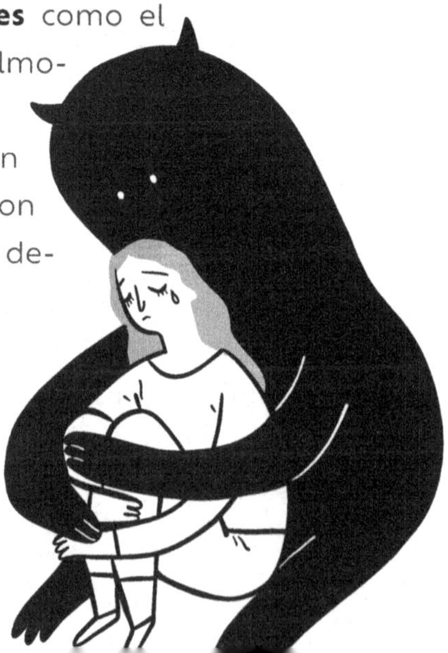

INFLAMACIÓN CRÓNICA DE BAJO GRADO Y ESTILO DE VIDA

No es casual que la inflamación crónica de bajo grado sea uno de los principales problemas de salud, en especial de los países desarrollados. El estilo de vida actual favorece y nos expone a una gran cantidad de factores de riesgo que promueven esta inflamación.

Vamos a ver cuáles son:

- **Obesidad.** Ya hemos explicado que las células grasas del cuerpo pueden crecer, y almacenar el exceso de azúcar, casi sin límite. Sin embargo, al llenarse, los depósitos de los adipocitos secretan citoquinas proinflamatorias. De este modo, la inflamación del tejido graso es un factor de riesgo directo de la resistencia a la insulina y la diabetes.[119]
- **Sedentarismo.** El sedentarismo promueve la obesidad y, por lo tanto, la inflamación. El ejercicio, por el contrario, reduce la inflamación, ya que contribuye

a la reducción del tejido adiposo y, además, produce unas sustancias antiinflamatorias llamadas *mioquinas*. Por otro lado, el ejercicio también hace que los músculos produzcan otra sustancia, llamada *factor neurotrófico derivado del cerebro* (BDNF), que mitiga la depresión y previene las enfermedades neurodegenerativas. Como ves, el desarrollo muscular tiene muchas ventajas.

→ **Dieta inadecuada basada en alimentos inflamatorios.**
→ **Consumo habitual de alimentos con alta carga glucémica.**
→ **Desequilibrios en la microbiota.**
→ **Déficit y trastornos del sueño.**
→ **Estrés.**
→ **Tabaquismo activo y pasivo.**
→ **Consumo de alcohol.**
→ **Contaminación y tóxicos ambientales.**
→ **Niveles bajos de hormonas sexuales (testosterona y estrógenos).**

El índice inflamatorio

El análisis exhaustivo de una serie de alimentos y el estilo de vida ha permitido elaborar una clasificación basada en su índice inflamatorio,[120] que determina cuáles son los mejores hábitos de alimentación y estilo de vida para mantener a raya la inflamación.

La puntuación de este índice nos indica si el alimento o hábito en cuestión es antiinflamatorio, si la puntuación es negativa, o inflamatorio, si es positiva.

Si tienes mi anterior libro *Mis recetas anticáncer*, ya conoces este índice, pero es importante que tengas en cuenta que ha sufrido una modificación. La carne de ave ha pasado de considerarse inflamatoria a antiinflamatoria. El resto de los índices inflamatorios asignados se mantienen igual.

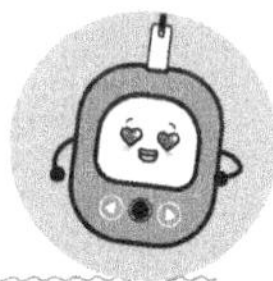

ALIMENTOS ANTIINFLAMATORIOS

Tomates	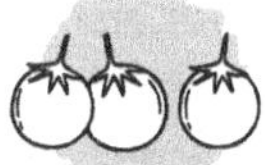	-0,78
Verduras y frutas de color amarillo intenso o naranja (por ejemplo, melón cantalupo, melocotón, zanahorias, calabaza o higos)	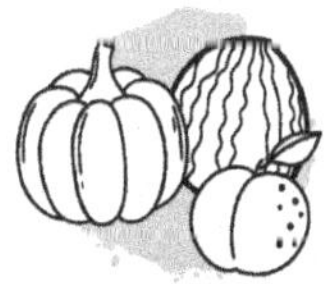	-0,57
Vegetales de hoja verde y crucíferas (por ejemplo, kale, espinacas, lechuga, brócoli, coliflor, coles de Bruselas, perejil o berros)	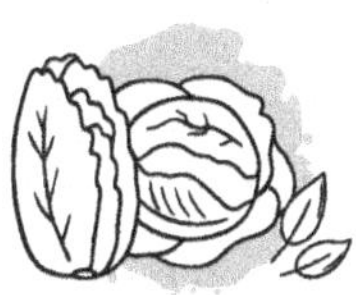	-0,14

Otros vegetales (por ejemplo, pepino, pimiento, cebolla, berenjena o calabacín)	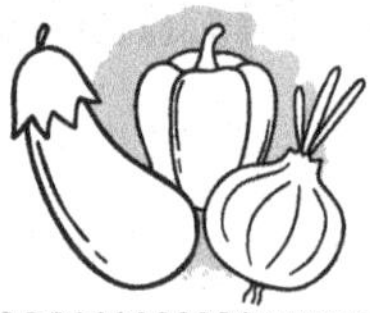	-0,16
Manzanas y frutos rojos (por ejemplo, manzanas, peras, fresas, cerezas, arándanos o frambuesas)	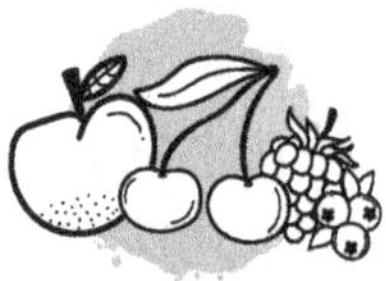	-0,65
Otras frutas (por ejemplo, piña, uvas, sandía, kiwis o naranjas)		-0,16
Frutos secos y mantequilla de cacahuete	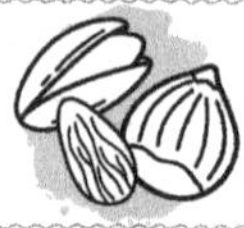	-0,44
Café y té	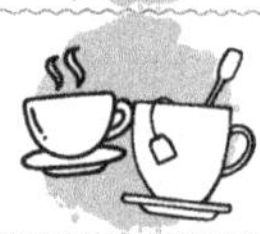	-0,25
Legumbres	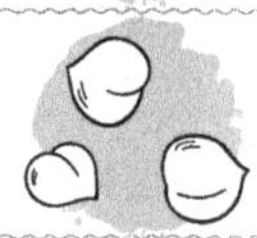	-0,04
Lácteos con un alto contenido en grasa (por ejemplo, yogur griego, queso curado o queso crema)	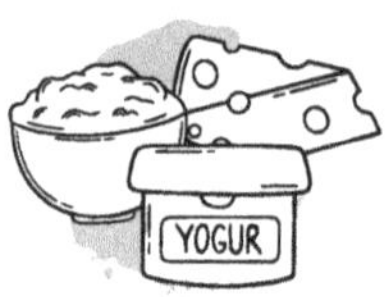	-0,14
Pescado (por ejemplo, salmón, sardina, boquerón o caballa)	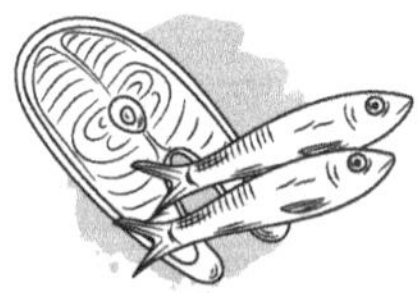	-0,08
Aves (preferentemente ecológicas y sin piel)	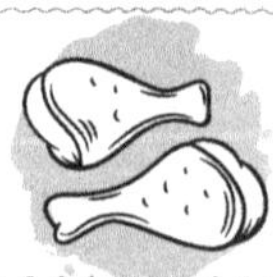	-0,45

ALIMENTOS INFLAMATORIOS

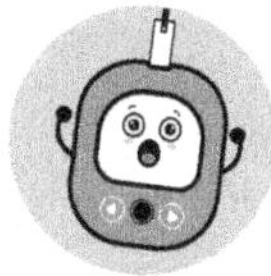

Margarina, mantequilla, aceites refinados, mayonesa	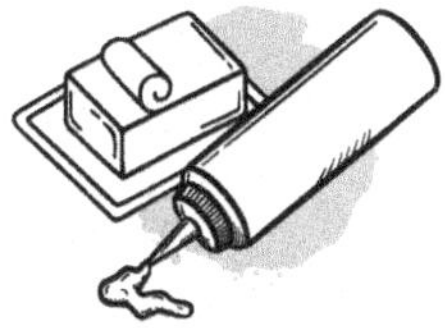	0,72
Azúcares añadidos (por ejemplo, los de refrescos, golosinas, mermeladas, azúcar, miel o caramelos)	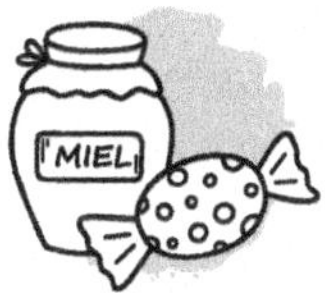	0,56
Carnes rojas y vísceras (por ejemplo, cerdo, ternera, cordero, hígado o casquería)	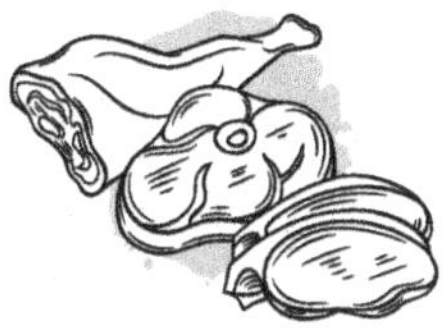	0,02
Carnes procesadas (por ejemplo, beicon, salchichas, embutidos, hamburguesas o *nuggets*)	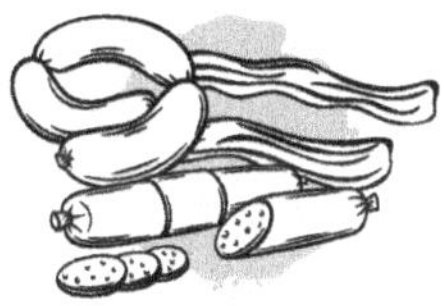	0,68
Granos refinados (por ejemplo, cereales para desayuno, pan blanco, arroz blanco, pasta blanca, galletas, barritas de cereales o vegetales con fécula como la patata o el maíz y derivados)	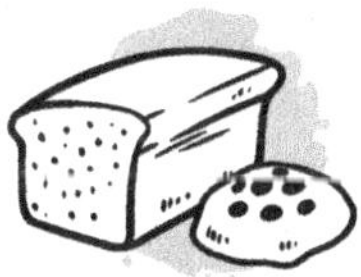	0,72

HĀBITOS DE ESTILO DE VIDA

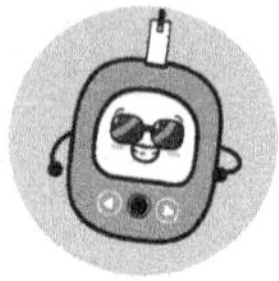

Actividad física moderada (de 1 a 3 veces por semana)	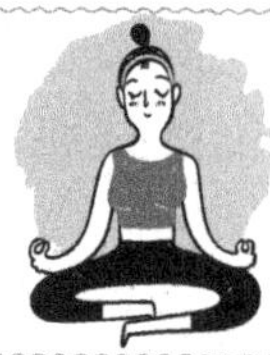	-0,18
Actividad física intensa (más de 4 veces por semana)	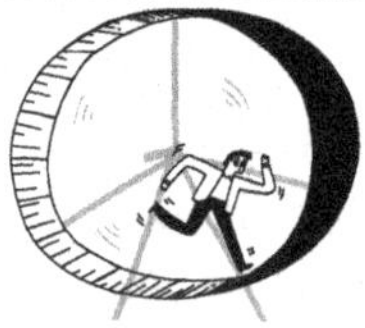	-0,41
Tabaquismo	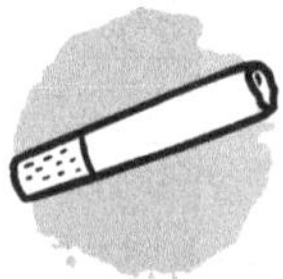	0,5
Sobrepeso	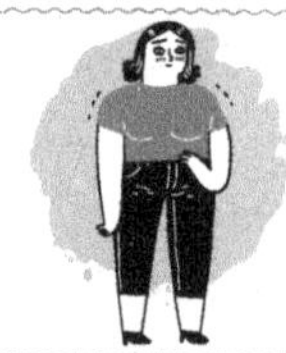	0,89
Obesidad	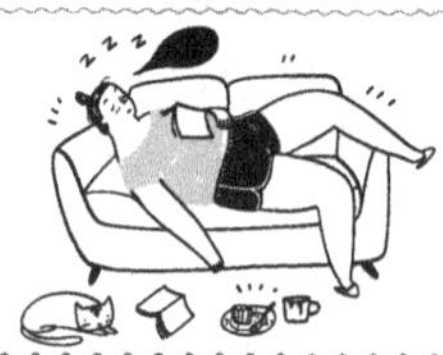	1,57

SUPLEMENTOS

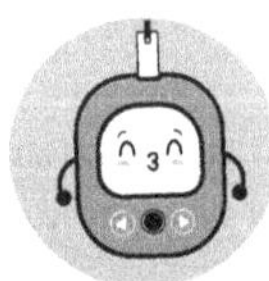

Vitamina B12, B6, C, D, magnesio, selenio, zinc, hierro	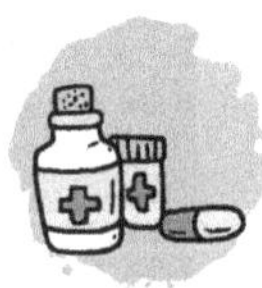	-0,8

Cambia tu estilo de vida y reduce la inflamación de forma natural

Cuando nos enfrentamos a procesos de inflamación aguda, es decir, no crónica, el médico puede recomendarnos medicamentos con efecto antiinflamatorio como el ácido acetilsalicílico, el ibuprofeno o la metformina. Sin embargo, este tipo de medicamentos, como todos, tienen efectos secundarios e interacciones, por lo que no es recomendable su consumo a largo plazo.

Si queremos combatir la inflamación crónica de bajo grado tenemos que hacer cambios en nuestro estilo de vida que mitiguen estos factores de riesgo que acabamos de mencionar.

Vamos a ver cómo.

Pásate a la alimentación antiinflamatoria

Aunque los alimentos afectan a la inflamación de manera compleja e imprevisible, como hemos visto, contamos con herramientas que nos han permitido medir su índice inflamatorio por separado y esto nos ha hecho posible saber cuáles favorecen los procesos de inflamación y cuáles tienen un efecto antiinflamatorio.[121] De este modo, cuantos más alimentos antiinflamatorios consumamos, menos riesgo de contraer cáncer y otras enfermedades, y al contrario. Un dato al respecto de esto: un estudio halló que la dieta inflamatoria aumenta en un 44 por ciento el riesgo de contraer cáncer de colon.[122]

Los alimentos ricos en betacarotenos,[123] flavonoides,[124] salicilatos, magnesio, fibra, omega-3, folatos y vitaminas A, C, D y E son los más antiinflamatorios, y también son, casi siempre, de origen vegetal. Además, se ha demostrado que los polifenoles, igualmente presentes en alimentos de origen vegetal como las frutas y verduras y el café y el té verde y negro, reducen los niveles de marcadores inflamatorios, como la PCR. Otro polifenol especialmente interesante es la curcumina, presente en la cúrcuma, que contribuye a reducir la inflamación de manera significativa.[125]

LOS ALIMENTOS ASPIRINA

Hace décadas que se sabe que la aspirina infantil puede reducir el riesgo de contraer cáncer de colon y ayudar a prevenir una recurrencia o recidiva.[126]

De hecho, un estudio de 2019 halló que tomar 100 mg de ácido acetilsalicílico entre una y tres veces al mes (con una edad promedio de inicio del consumo de 66 años y un seguimiento de alrededor de 12 años) se relacionaba, de media, con un 13 por ciento menos de riesgo de muerte por cáncer.[127] Y quienes tomaban aspirina tres o más veces por semana tenían un 15 por ciento menos de riesgo de muerte por cáncer y entre un 29 y un 44 por ciento menos de riesgo de muerte por cáncer colorrectal, en función de su IMC (índice de masa corporal).

Sin embargo, el uso de aspirina es un arma de doble filo, ya que, en algunos casos, este puede desencadenar la producción de células cancerosas resistentes a la quimioterapia y, en personas mayores, puede acelerar el crecimiento tumoral.[128] Además, también aumenta el riesgo de padecer hemorragia digestiva interna, por lo que puede no ser una buena idea tomarla para prevenir el cáncer.

Afortunadamente, el ácido salicílico también se encuentra en una gran variedad de frutas, verduras, frutos secos, hierbas aromáticas, especias y en el té. Y la buena noticia es que se pueden obtener los efectos equivalentes a los de tomar aspirina infantil si sigues una dieta basada en plantas y rica en aromáticas y especias.[129] De hecho, un estudio británico halló que los vegetarianos tienen niveles de ácido salicílico en orina significativamente más altos que los no vegetarianos.[130]

Las especias y hierbas aromáticas con niveles más altos de salicilatos en la naturaleza son: cayena, cardamomo, canela, eneldo, fenogreco, orégano, cúrcuma, tomillo, menta, albahaca, hojas de laurel, jengibre, nuez moscada y pimentón. Aunque la especia que contiene una mayor concentración de ácido salicílico, muy por encima de cualquier otra, es el comino: solo una cucharadita contiene aproximadamente la misma cantidad de ácido salicílico que una aspirina infantil.

Una muestra de la eficacia de estas hierbas es que en las zonas rurales de la India las tasas de cáncer colorrectal son muy inferiores a las de las zonas urbanas y, por supuesto, a las de los países occidentales. Esto se achaca a que la dieta de la India rural es muy rica en especias con altos niveles de salicilatos, sobre todo comino, pimentón, cúrcuma y chile en polvo, que son los ingredientes básicos de la mayoría de los polvos de *curry*. Esto lo atestiguan también sus análisis de orina, con un contenido de ácido salicílico el doble de alto que el de los vegetarianos occidentales, y casi cuatro veces más que el de los occidentales no vegetarianos.[131] El motivo es sencillo, la carne, el pescado, los aceites refinados y el azúcar (que son los alimentos básicos de las dietas occidentales, paleo y cetogénicas) contienen poco o nada de ácido salicílico.

Así, el ácido salicílico es tan beneficioso para el cuerpo que algunos investigadores incluso han sugerido que se clasifique como una vitamina oficial con el nombre de vitamina S,[132] aunque esto de momento no ha sucedido.

La dieta antiinflamatoria por la que yo apuesto

Los estudios llevados a cabo sobre la dieta mediterránea, rica en pescado azul, frutos secos, fruta, verdura, especias, aceite de oliva virgen y huevos y baja en alimentos azucarados y ricos en grasas saturadas, como carne y embutidos, han mostrado que esta reduce los biomarcadores inflamatorios.[133]

Sin embargo, yo creo que lo ideal para tener una salud de hierro, como decimos en mi tierra, es seguir desde pequeños una dieta antiinflamatoria que combine lo mejor de las dos culturas gastronómicas que han demostrado ser las más saludables, es decir, la mediterránea y la asiática. Para lograrlo, esta dieta incluiría especias como la cúrcuma y el jengibre, la soja y sus derivados, además de setas y té, que son ingredientes más propios de la cultura asiática.

Bacterias que combaten la inflamación

Antes de detallar los alimentos que yo incluyo en la dieta antiinflamatoria, vamos a echar un vistazo a nuestro intestino y, en concreto, a los millones de bacterias que habitan en él, la llamada *microbiota*, que pueden estimular o, por el contrario, inhibir la inflamación crónica. Estas bacterias son distintas en cada individuo y tanto ellas como las sustancias químicas que liberan varían en función de nuestra alimentación.

Así, la dieta occidental, rica en grasas vegetales refinadas, grasas saturadas y azúcar, promueve el crecimiento de una microbiota inflamatoria[134] y, cuando hay un desequilibrio de la microbiota, el sistema inmune se pone alerta, eleva la inflamación crónica e incrementa el riesgo de cáncer.[135] Además, este desequilibrio hace que la mucosa intestinal se vuelva permeable y penetren en el torrente sanguíneo sustancias desconocidas para el sistema inmune, que, para protegerse, desencadena otra cascada inflamatoria.[136]

En cambio, cuando comemos alimentos antiinflamatorios, no solo descienden los marcadores de inflamación, sino que nuestra microbiota también sufre un cambio en su población. Y cuanta más diversidad en la microbiota, mucho mejor, ya que las personas con una microbiota diversa tienden a sufrir menos inflamación crónica de bajo grado que aquellas con menos diversidad.[137] Y precisamente seguir un estilo de alimentación basado en una ingesta baja de azúcar y una ingesta alta de fibra promueve una gran diversidad en la microbiota. Por su parte, la dieta mediterránea también es capaz de modular la microbiota intestinal y aumentar su diversidad.[138]

Por otro lado, los alimentos llamados *probióticos,* que son los fermentados, como el chucrut, el kimchi, la kombucha, el kéfir, el yogur, el miso o el tempe[139] y los prebióticos, que son alimentos que contienen fibras fermentables de las que se alimentan las bacterias beneficiosas, como cebollas, ajos, plátanos, puerros, avena y soja, también son muy recomendables para mejorar la salud de la microbiota y contribuir a la lucha contra el cáncer.[140]

En resumen, apostar en nuestro plato por las frutas, verduras, frutos secos, cereales integrales, pescado y aceites saludables, y limitar los alimentos cargados de azúcares simples es lo más beneficioso para nuestra microbiota.

Alimentos antiinflamatorios

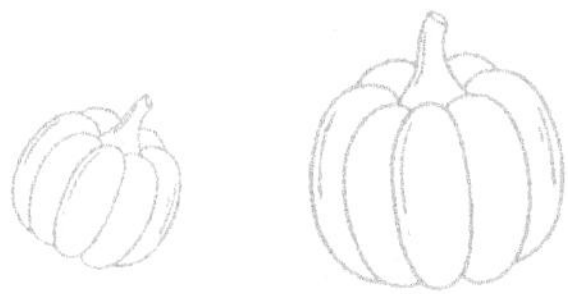

Llegados a este punto, quizá ya te hayas percatado de que el mismo tipo de alimentación que nos ayuda a mantener a raya la glucemia también inhibe la inflamación.

Desafortunadamente, no te puedo garantizar que adoptando el estilo de vida que te propongo en este libro vayas a ser inmune a las enfermedades basadas en la inflamación, pero sí puede ayudarte a prevenirlas o a mejorar su manejo si ya has desarrollado alguna. Además, hay estudios que indican que una dieta basada en alimentos de origen vegetal tiene efectos antiinflamatorios y puede ayudarnos a reducir el riesgo de padecer cáncer y enfermedades cardiovasculares.[141]

Vamos a ver qué alimentos debería contener esta dieta.

→ **Verduras.** En general, las verduras de colores brillantes son las que más compuestos antiinflamatorios contienen. Las verduras de hoja verde, como las espinacas y las acelgas y las crucíferas, como la col rizada y el brócoli, contienen antioxidantes que protegen a las células de los efectos dañinos de los radicales libres. La cebolla y el ajo son una fuente muy rica de polifenoles antiinflamatorios. El licopeno, un nutriente presente en los tomates, puede ayudar a reducir la inflamación que contribuye al crecimiento y la propagación del cáncer. Las calabazas y zanahorias son ricas en betacarotenos, que reducen la inflamación. Y, en general, todas las verduras son bienvenidas en la lucha contra la inflamación crónica.[142]

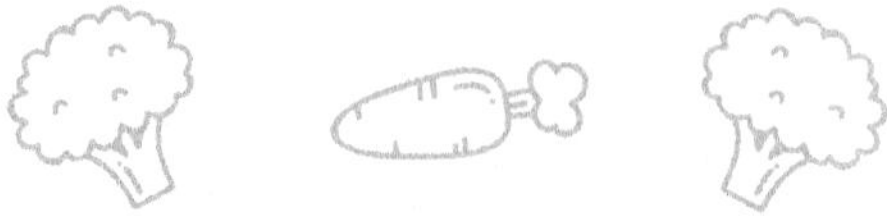

→ **Frutas.** Como hemos dicho de las verduras, te recomiendo que elijas las frutas de colores más intensos y brillantes, porque son los mismos químicos que confieren a las frutas su intenso color los que las dotan de micronutrientes antiinflamatorios. Los frutos rojos, incluidas las fresas, los arándanos, las cerezas y las frambuesas, son una fuente especialmente rica de antioxidantes y sustancias químicas antiinflamatorias.[143] Las uvas y las ciruelas son fuentes abundantes de polifenoles y se ha demostrado en estudios con animales que reducen la producción de citoquinas.[144]

→ **Frutos secos y semillas.** Aportan proteínas, fibras, grasas, antioxidantes y ácido alfa-linolénico, que es un tipo de ácido graso omega-3 con propiedades antiinflamatorias. Se sabe que reemplazar tres porciones de carne, huevos o granos refinados a la semana por la misma cantidad de porciones de nueces reduce de manera significativa la inflamación sistémica en la sangre.[145]

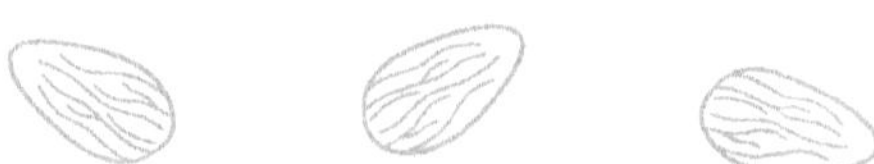

→ **Aceites saludables.** Los mejores aceites antiinflamatorios son el aceite de oliva virgen extra (AOVE),[146] el de nuez, el de linaza y el de canola, que pueden ayudar a reducir la inflamación, el colesterol y el riesgo de contraer enfermedades del corazón.

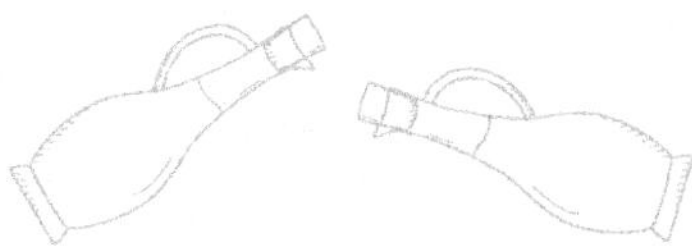

→ **Bebidas.** Lo que bebemos también puede influir en los niveles de inflamación de nuestro cuerpo. El café contiene polifenoles y otros compuestos antiinflamatorios, de modo que es una bebida saludable, siempre que no la acompañes de licor, nata o azúcar. El té verde también es rico en polifenoles y antioxidantes.

ALIMENTOS INFLAMATORIOS

Hay una serie de alimentos que promueven la inflamación y cuyo consumo deberías evitar. Son los siguientes:

→ Alimentos ultraprocesados. Sin excepción.
→ La carne roja, sobre todo la rica en grasas, y la carne procesada, es decir, embutidos, salchichas, hamburguesas, *nuggets*, etcétera. El principal componente inflamatorio de la carne y otros productos de origen

animal es el ácido araquidónico (ARA), que, cuando se consume con frecuencia, desata una cascada inflamatoria que afecta negativamente a la salud. En la dieta occidental, las principales fuentes de este ácido son el cerdo, la ternera, los embutidos y los huevos.

- Los aceites vegetales refinados: palma, soja, maíz y girasol.
- Margarina.
- Patatas fritas y todo tipo de frituras.
- Los alimentos a base de harinas refinadas: como el pan blanco y la pasta blanca.
- Los productos azucarados como bollería, helados, dulces, caramelos, golosinas, salsas y refrescos.
- Las salsas y condimentos con azúcar añadido, como el kétchup, la salsa césar o la salsa cóctel. Revisa siempre las etiquetas.

Los ácidos grasos omega-3 y omega-6 y su papel en la inflamación

Los ácidos grasos omega-3 y omega-6 son imprescindibles para el buen funcionamiento del cuerpo, ya que participan en la formación de membranas celulares, el desarrollo cerebral, la elasticidad de los vasos sanguíneos, la coagulación y las respuestas inflamatoria e inmune. Sin embargo, nuestro organismo es incapaz de sintetizarlos, por lo que tenemos que incluirlos en la dieta, de ahí que se consideren ácidos grasos esenciales. Estas son las principales fuentes:

- **Omega-6:** aceites vegetales de maíz, girasol y soja, carne y derivados.
- **Omega-3:** semillas de lino y chía, pescado azul, frutos secos y algas. La leche materna también es muy rica en este ácido graso.

Una vez dentro del cuerpo, cada uno de ellos se transforma en sustancias distintas con funciones también distintas. El omega-6 se transforma en leucotrienos, que es una sustancia inflamatoria útil para la reparación de heridas. En cambio, el omega-3 se transforma en ácido docosahexaenoico (DHA) y eicosapentaenoico (EPA), que son antiinflamatorios y anticoagulantes e impiden el crecimiento descontrolado de las células.

Lo ideal para el buen funcionamiento corporal y de los tejidos sería que consumiéramos ambos en la misma cantidad, sin embargo, debido a su presencia en distintos alimentos, tendemos a tomar cuarenta y cinco veces más omega-6 que omega-3, lo que fomenta un ambiente celular más inflamatorio. Por eso, es necesario tener esto en cuenta, para equilibrar la proporción.

En cuanto a los lácteos, a pesar de ser alimentos de origen animal, al parecer no son inflamatorios. Al contrario, las investigaciones indican que los lácteos fermentados ricos en grasa son antiinflamatorios,[147] ya que, como hemos explicado antes, son beneficiosos para la microbiota.[148]

EN RESUMEN...

ALIMENTOS QUE AYUDAN A MODULAR LA INFLAMACIÓN Y REDUCEN LAS CITOQUINAS INFLAMATORIAS

ALIMENTOS RICOS EN OMEGA-3

Pescado azul, semillas de chía y lino, nueces.

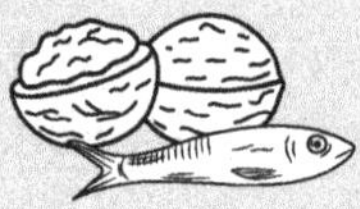

ALIMENTOS RICOS EN OMEGA-9

Aguacates y aceite de oliva virgen extra.

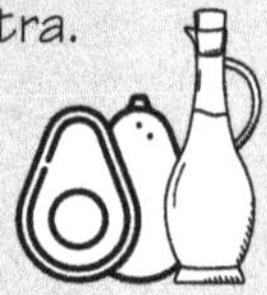

ALIMENTOS CON EFECTO PROBIÓTICO

Kéfir, yogur, kombucha, tempe, miso, chucrut, etcétera.

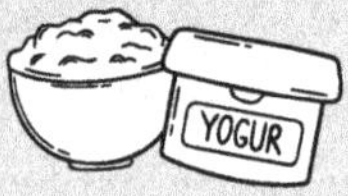

ALIMENTOS INMUNOMODULADORES

Setas, champiñones, algas.

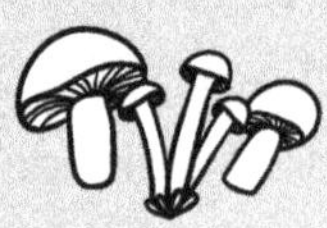

ESPECIAS, INFUSIONES Y HIERBAS AROMÁTICAS

Guindilla, cúrcuma, jengibre, chile, canela, anís estrellado, clavo, cayena, romero, perejil, albahaca, orégano, cebolla, ajo, apio, frutos rojos, té verde.

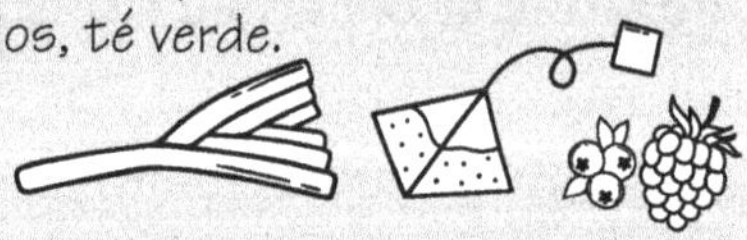

ALIMENTOS RICOS EN VITAMINA C

Melón, cítricos, kiwi, mango, papaya, piña, sandía, pimiento, perejil.

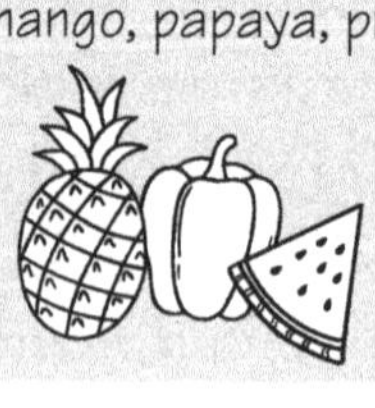

ALIMENTOS PROINFLAMATORIOS QUE ESTIMULAN LA INFLAMACIÓN CRÓNICA Y LA PRODUCCIÓN DE CITOQUINAS

ALIMENTOS CON GRASAS TRANS Y OMEGA-6

Carnes rojas, aceite de maíz, aceite de girasol y de soja, alimentos fritos y con sal, aceites hidrogenados y parcialmente hidrogenados, margarina.

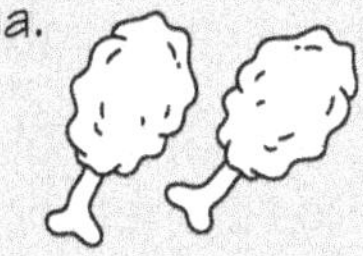

ALIMENTOS RICOS EN AZÚCAR AÑADIDO

Refrescos, golosinas, helados, dulces.

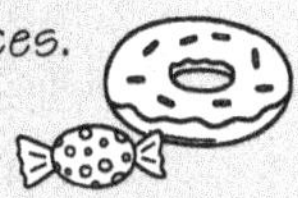

PAN BLANCO Y HARINAS REFINADAS

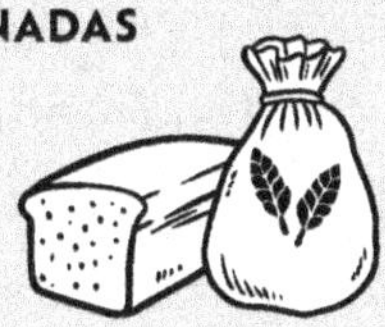

COLORANTES Y AROMAS ARTIFICIALES

E-102, E-249, E-250, E-251, E-252.

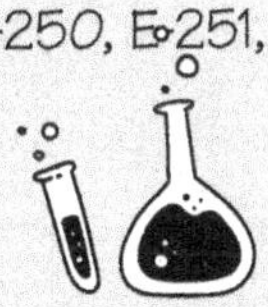

EDULCORANTES ARTIFICIALES

Aspartamo, sucralosa, ciclamato.

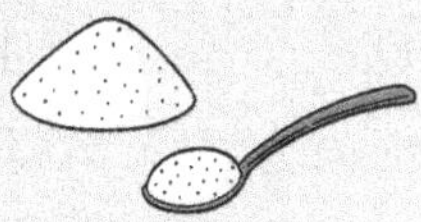

CARNES ROJAS, EMBUTIDOS Y CARNES PROCESADAS

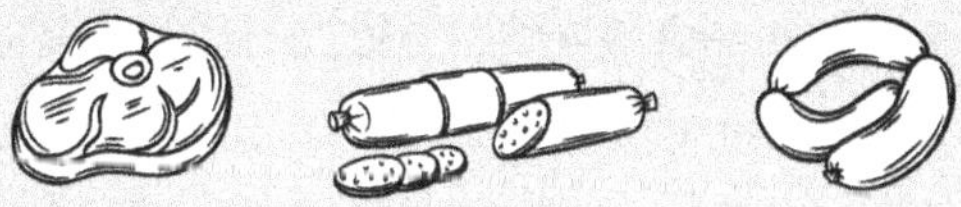

Controla tu peso

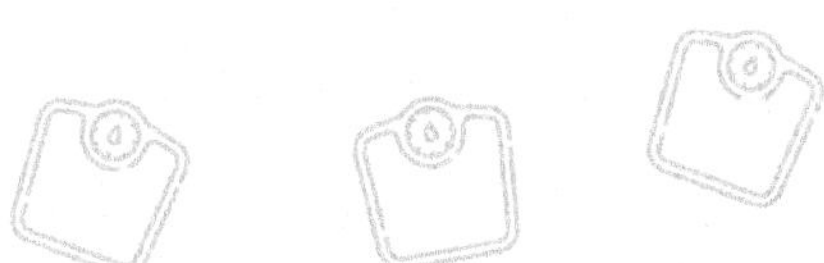

La prevalencia de obesidad se ha convertido en un problema de salud pública, de proporciones epidémicas, al que hay que poner freno. En los últimos años hemos sabido que la grasa no es inerte, sino que, por el contrario, tiene una alta actividad hormonal y produce sustancias químicas proinflamatorias. Por lo tanto, podemos afirmar que el exceso de peso contribuye a la inflamación.

Entre las sustancias que segrega el tejido adiposo encontramos moléculas implicadas en la regulación del peso corporal, leptina y adiponectina; en el sistema inmune, factor de necrosis tumoral alfa, interleuquina 1 y 6; y en el desarrollo de la resistencia a la insulina, resistina.

Y es precisamente esta actividad hormonal y metabólica del tejido adiposo la que relaciona la obesidad con las enfermedades cardiacas, la diabetes y el cáncer. A más cantidad de grasa corporal, sobre todo alrededor de las vísceras, más inflamación y más riesgo de resistencia a la insulina, hiperglucemia, dislipemia, hipertensión arterial, síndrome del ovario poliquístico y estados protrombóticos y proinflamatorios. Por otro lado, la grasa abdominal aparece como un factor de riesgo importante de enfermedad cardiovascular.

Como ves, el problema en realidad no es el peso, sino el porcentaje grasa-músculo, que se obtiene usando básculas de bioimpedancia, presentes en los gimnasios y en las consultas de dietistas-nutricionistas.

Así, en función de la edad, el porcentaje saludable general de grasa corporal para los hombres se encuentra entre el 6 y el 24 por ciento, mientras que el de las mujeres está entre el 14 y el 31 por ciento.

En cuanto al porcentaje de masa muscular, el ideal en hombres es de entre un 40 y un 50 por ciento, mientras que en mujeres está entre el 30 y el 40 por ciento.

En general, cuanta más masa muscular tiene una persona, menos grasa. Y, además, hay personas muy delgadas que tienen muy poco músculo, lo que no es muy saludable, y otras que nos parecen muy grandotas y pesan mucho, pero tienen mucha masa muscular, lo que sí es saludable. De modo que ha llegado el momento de dejar de preocuparse tanto por el número que marca la báscula y fijarse en lo realmente importante.

Soy consciente de que perder peso puede ser una dura batalla. Una buena forma de afrontarla consiste en seguir una dieta antiinflamatoria que regule los picos de glucemia, hacer ejercicio físico y tener un descanso y un sueño de calidad. El ayuno intermitente, del que hemos hablado a fondo en las páginas 143-147, también puede ser beneficioso y es, además, una estrategia para mejorar la inflamación.

CIERRA LA COCINA

Un buen truco para ayudarte a perder peso consiste en «cerrar la cocina» a partir de las nueve de la noche. Esto hará que no picotees después de la cena. ¿Y por qué es tan importante no hacerlo? Porque los alimentos que ingerimos después de ponerse el sol elevan más la glucemia que los ingeridos durante el día y, por tanto, contribuyen al aumento de grasa y peso.[149]

Cuida la calidad de tu sueño

Cada vez más personas que tienen dificultades para conciliar el sueño o para mantenerlo recurren al uso de ansiolíticos o hipnóticos, lo cual es contraproducente a largo plazo. Este insomnio generalizado está provocado, sobre todo, por un estilo de vida muy marcado por el estrés y el uso de pantallas por la noche. Así, la combinación del estrés laboral y familiar y el abuso de móviles, *tablets* y ordenadores, que nos llevamos hasta a la cama, es un sueño de mala calidad.[150] Las consecuencias de este mal descanso son conocidas: dolor de cabeza, dificultad para concentrarnos y pensar y mal humor, pero esto es solo la punta del iceberg. Dormir poco se relaciona con más riesgo de enfermedades cardiovasculares, presión arterial alta, diabetes, obesidad, cáncer de mama, demencia, etcétera. Cuando dormimos menos de siete horas aumenta la producción de sustancias proinflamatorias,[151] y dormir poco incrementa la síntesis de insulina, lo que hace que tengamos hipoglucemias y frecuentes antojos de dulce.

Sin embargo, dormir más de nueve horas también empeora los marcadores inflamatorios, así que ten en cuenta que lo ideal en adultos es dormir entre siete y nueve horas.

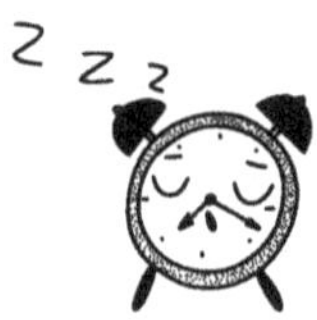

CONSEJOS PARA DORMIR MEJOR

1. Procura que la habitación esté a una buena temperatura, ni muy fría ni muy caliente, en silencio y a oscuras.

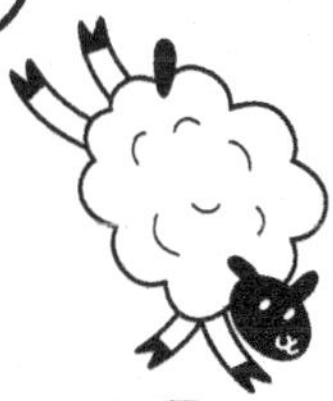

2. Por la noche, deja los dispositivos electrónicos en otra habitación para evitar la tentación de cogerlos.

3. En lugar de mirar el móvil antes de dormir, lee un libro o date un baño templado.

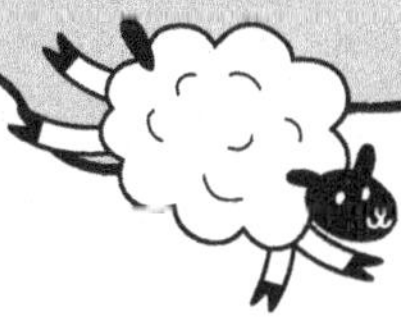

4. Aprende a gestionar el estrés y las preocupaciones para evitar rumiaciones que no te dejen dormir.

Sueño y melatonina

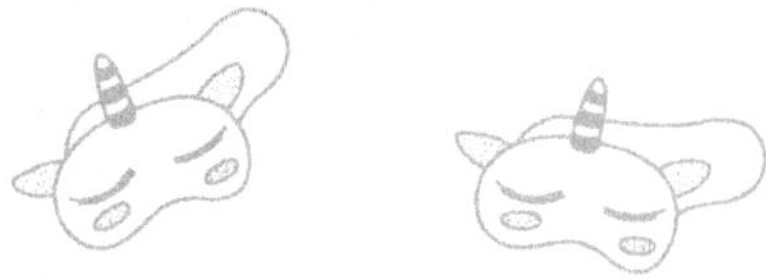

Cuando empieza a anochecer, nuestro cerebro, en concreto la glándula pineal, comienza a segregar melatonina, la hormona del sueño, que hemos mencionado anteriormente, cuya producción alcanza su máximo entre las dos y las cuatro de la madrugada, momento en el cual empieza a reducirse hasta el amanecer. Así, cuando empieza a producirse la melatonina es cuando nos entra sueño, y cuando deja de producirse, despertamos, y este ritmo de producción es cíclico y dependiente de la luz solar y artificial.

La melatonina se distribuye por todo el cuerpo a través del torrente sanguíneo y ayuda a sincronizar el funcionamiento celular y las funciones vitales. Además, también regula nuestro sistema inmune y la inflamación en los tejidos[152] y favorece las tareas de eliminación de las sustancias de desecho que el cuerpo no necesita.

Cuando hay un descenso en la producción de melatonina, aparecen trastornos del sueño y del humor y se incrementa el envejecimiento celular[153] y la inflamación crónica de los tejidos.

A partir de los 35 años empezamos a producir menos melatonina de forma natural, pero hay otros factores, como la ingesta de fármacos (hipnóticos y ansiolíticos), el trabajo nocturno o el exceso de luz artificial durante el sueño, así como el uso de pantallas por la noche o la contaminación lumínica, que también afectan a su producción.[154]

Consumir alimentos ricos en melatonina, dormir en un cuarto totalmente a oscuras y tomar suplementos de melatonina pueden ayudarnos a mantener una buena producción de esta hormona tan necesaria y, en consecuencia, a reducir nuestros niveles de inflamación.

ALIMENTOS RICOS EN MELATONINA

Nueces, pistachos, frutos rojos, plátano, piña, naranja, avena, cereales integrales, legumbres, arroz y tomates son alimentos ricos en melatonina. Sin embargo, su absorción por parte de nuestro organismo es muy limitada, por lo que no influyen de manera muy significativa en los niveles de esta hormona.

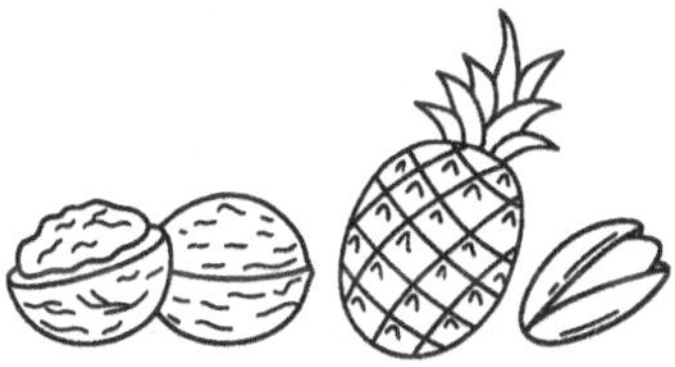

Suplementos de melatonina

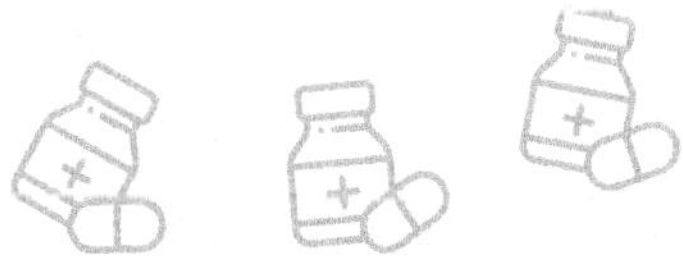

Diversos estudios han hallado que la suplementación con melatonina es eficaz para disminuir la latencia del sueño, es decir, el tiempo que tardamos en quedarnos dormidos. Además, otras investigaciones indican que también mejora la calidad del sueño[155] y su administración aumenta la actividad de nuestro sistema inmune contra los tumores, porque activa las células NK y los monocitos, y también nos ayuda a activar el sistema inmunitario[156] cuando este se desactiva a causa del estrés o el tratamiento con fármacos inmunosupresores. Por otro lado, la administración de melatonina puede frenar la producción de citoquinas y la inflamación crónica.

El efecto de la melatonina varía en función de cada individuo, por ejemplo, se ha hallado que los fumadores tienden a responder menos a la suplementación y, en cambio, que las personas mayores de 55 años responden mejor.

Por otro lado, su suplementación en dosis regulares (de 1 a 5 mg, 30 minutos antes de acostarse) ha demostrado ser segura; no causa adicción ni disminuye la producción normal de melatonina.[157] Hay que tener en cuenta, eso sí, que en algunas personas puede causar mareos, dolores de cabeza y somnolencia diurna.

En cualquier caso, aunque su venta es libre en la mayoría de los países, si estás pensando en empezar a tomar un suplemento de melatonina, consulta antes con tu médico, sobre todo si tomas medicación antidepresiva o ansiolíticos.

No olvides la vitamina D

La vitamina D reduce la inflamación crónica y el riesgo de padecer cáncer,[158] porque reduce la producción de sustancias proinflamatorias como las citoquinas Th1, el factor de necrosis tumoral alfa y el interferón. Además, ha demostrado ser beneficiosa para la prevención de múltiples enfermedades,[159] incluidas enfermedades del corazón y diabetes, el raquitismo, la osteoporosis, la caries, y puede incluso reducir el dolor crónico y el riesgo de tener un parto prematuro y diabetes gestacional.

Una de las formas más eficaces de obtener vitamina D consiste en exponerse a los rayos del sol y, sin embargo, el déficit de esta vitamina es frecuente en España, donde sol no nos falta. Así, el 84 por ciento de los jóvenes y el 87 por ciento de los mayores de 64 años tienen insuficiencia de vitamina D. En total, un tercio de la población española presenta este déficit.[160] Este fenómeno tiene múltiples causas:

- No recibir suficientes rayos UVB procedentes del sol. En el caso de los adultos, el principal motivo es no poder salir a la calle por las mañanas. En el caso de los niños, está relacionado con no salir al patio durante el recreo escolar.
- El abuso de cremas solares que bloquean la absorción de los rayos UVB.
- El bajo consumo de alimentos ricos en vitamina D: pescado azul, huevos, quesos, setas y aguacates.
- Padecer sobrepeso u obesidad.
- La edad, ya que, con el paso de los años, el cuerpo pierde gradualmente la capacidad de sintetizar la vitamina D mediante la luz del sol.
- Tener la piel oscura. Las personas de piel oscura o de raza negra tienen más melanina, un pigmento

que hace que los rayos del sol atraviesen menos la dermis y dificulta la síntesis de vitamina D.

- → El consumo de alcohol o determinados medicamentos, como antidepresivos, anticoagulantes, corticoides y los antiepilépticos

Cómo mejorar nuestros niveles de vitamina D

La forma más sencilla y económica de mejorar nuestros niveles de vitamina D es tomar el sol a diario durante unos veinte minutos, sin fotoprotector, en horario de mañana, entre las 10 y las 15 horas, que es cuando más inciden los rayos UVB.

Aparte de esto, se puede valorar la conveniencia de tomar algún tipo de suplemento, previa analítica. El mejor procedimiento para determinar la cantidad de vitamina D en el organismo consiste en medir la concentración en el plasma sanguíneo de 25 hidroxicolecalciferol. Estos son los valores de referencia.

VALORES TÓXICOS	→	Por encima de 150 ng/ml.
VALORES RECOMENDABLES	→	Entre 30 y 60 ng/ml (75-150 nmol/L).
INSUFICIENCIA RELATIVA DE VITAMINA D	→	Entre 21-29 ng/ml (52-72 nmol/L).

INSUFICIENCIA DE VITAMINA D →	Entre 15 y 20 ng/ml (37,5-50 nmol/L).
DÉFICIT DE VITAMINA D →	Entre 5 y 15 ng/ml (12,5-37,5 nmol/L). Estas cifras se pueden asociar a raquitismo en la infancia u osteomalacia en el adulto.
DÉFICIT SEVERO DE VITAMINA D →	Por debajo de 5 ng/ml. Si tus análisis determinan que tienes déficit de vitamina D, te recomiendo que pidas a tu médico que te prescriba un suplemento.

Haz entrenamiento de fuerza

Los últimos estudios apuntan a que el entrenamiento de fuerza podría ser una pieza clave para combatir el cáncer y otras enfermedades relacionadas con la inflamación, ya que entrenar fuerza disminuye la inflamación de bajo grado en nuestros tejidos,[161] reduce los niveles de sustancias químicas proinflamatorias en el cuerpo, como las catecolaminas,[162] y promueve la liberación de citocinas antiinflamatorias debido a la contracción de los músculos. Por si esto fuera poco, se sabe que entrenar fuerza tres veces por semana hace que nuestros músculos produzcan mioquinas, que son proteínas de bajo peso molecular, con un potente efecto anticáncer y antiinflamatorio.

Cuando hablamos de entrenamiento de fuerza nos referimos a cualquier actividad que actúe sobre una resistencia externa mediante la tensión muscular. Esta resistencia puede ser nuestro propio cuerpo, la gravedad, cualquier tipo de pesa (pesas rusas, mancuernas, barras con discos), gomas, poleas, etcétera. De modo que ejercicios como las sentadillas, las flexiones, las dominadas o las planchas son nuestros mejores aliados para reducir la inflamación crónica.

¿Cuánto hay que entrenar?

La ciencia nos dice que lo ideal para reducir la inflamación es practicar al menos 150 minutos semanales de actividad aeróbica y dos o tres sesiones de entrenamiento de fuerza. Sé que no es una recomendación fácil de seguir, de modo que, si te falta tiempo, mi consejo es que priorices el entrenamiento de fuerza de intensidad moderada-alta y que hagas unas 2 o 3 sesiones semanales.

Eso sí, ten presente que, aunque hacer ejercicio es magnífico, si se practica a una intensidad demasiado alta durante demasiado tiempo, se pueden dañar los músculos y el tejido conectivo y provocar una respuesta inflamatoria[163] que no nos interesa. Así que, como todo en la vida, hazlo con moderación y asegúrate de empezar de forma progresiva, y mejor de la mano de un profesional para evitar lesiones innecesarias.

Aprende a gestionar el estrés

El estrés crónico es una causa importante de inflamación crónica, inmunodepresión y envejecimiento prematuro.[164] Por eso, aprender a manejar el estrés con técnicas como la meditación, el *mindfulness* o la relajación muscular progresiva nos puede ayudar a reducir la inflamación.[165]

El culpable de los efectos nocivos del estrés es el cortisol, una hormona conocida como *la hormona del estrés*, que se produce en las glándulas suprarrenales como respuesta a situaciones que nuestro cerebro identifica como amenazas. Una vez en circulación por nuestro torrente sanguíneo, el cortisol permite la liberación de azúcar y aminoácidos, que permitirán a los músculos contraerse para luchar o huir, las dos principales respuestas evolutivas de nuestro organismo ante el estrés. Además, el cortisol y sus efectos también aumentan la capacidad de concentración y la toma rápida de decisiones a corto plazo. Todo esto tiene mucho sentido cuando nos enfrentamos al ataque de un león. El problema es que hoy en día en nuestro contexto es raro que venga a atacarnos un león, pero, en cambio, nuestro cerebro identifica muchas otras amenazas que no desaparecen y de las cuales es difícil huir. Vivimos siempre con prisa, pendientes del reloj, con elevados niveles de autoexigencia y demasiadas cargas emocionales que nuestro cuerpo interpreta como alertas y amenazas.

Y mientras estamos en alerta, el cuerpo secreta cortisol, y este cortisol aumenta continuamente el nivel de azúcar en sangre, lo que puede llevarnos, a la larga, a desarrollar resistencia a la insulina y diabetes. Además, para que no falte, el cortisol también induce la transformación de proteínas en azúcar, por lo que igualmente contribuye a la pérdida de masa muscular.

Por si esto fuera poco, además el cortisol dispara una respuesta inflamatoria, es decir, que pone en guardia al sistema inmune, en previsión de lo que pueda ocurrir, y solo la «desconecta» cuando ha pasado el peligro. Este es el motivo de que el estrés crónico produzca una respuesta inflamatoria constante.

SÍNTOMAS DEL ESTRÉS CRÓNICO

- **Sueño de mala calidad.** Problemas para conciliar el sueño, sueño ligero, sueños inquietantes, sensación de no haber descansado, etcétera.
- **Dolores musculares, rigidez en la zona cervical y calambres.**
- **Tics nerviosos.**
- **Dolor en la mandíbula o en la boca,** provocado por apretar los dientes, frotarlos entre sí o masticar durante todo el día, es lo que se denomina *bruxismo.*
- **Alteraciones del ciclo menstrual.**
- **Pérdida de cabello o crecimiento lento.**
- **Sensibilidad intestinal,** que puede ocasionar episodios de diarrea y provocar el llamado *colon irritable.*
- **Presión arterial alta, taquicardias, cefaleas, dolor en el pecho, cansancio, dificultades de concentración,** etcétera.

ESTRATEGIAS PARA GESTIONAR EL ESTRÉS Y REGULAR EL CORTISOL

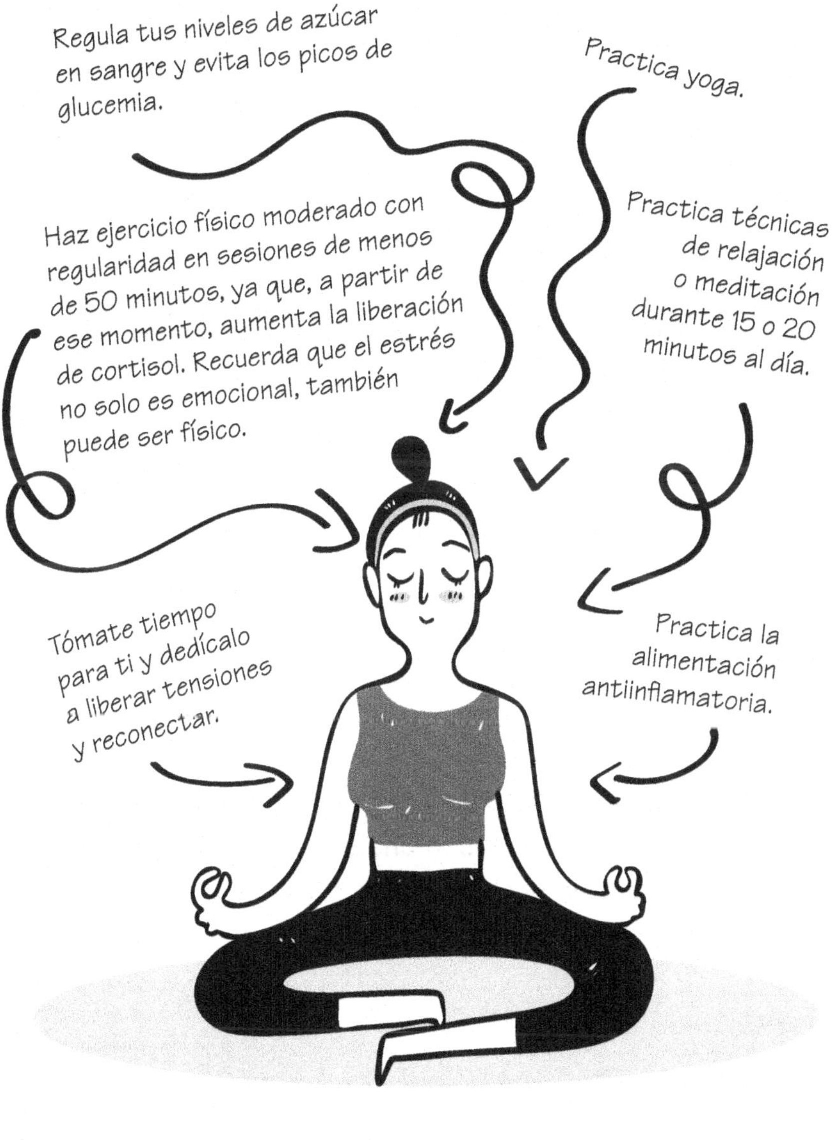
Regula tus niveles de azúcar en sangre y evita los picos de glucemia.
Practica yoga.
Haz ejercicio físico moderado con regularidad en sesiones de menos de 50 minutos, ya que, a partir de ese momento, aumenta la liberación de cortisol. Recuerda que el estrés no solo es emocional, también puede ser físico.
Practica técnicas de relajación o meditación durante 15 o 20 minutos al día.
Tómate tiempo para ti y dedícalo a liberar tensiones y reconectar.
Practica la alimentación antiinflamatoria.

Abandona el alcohol y el tabaco

No creo que haga falta hacer demasiado hincapié en los motivos para tener bien lejos estos dos tóxicos. El tabaco mata, nos enferma y, junto con el alcohol, es una de las múltiples causas de inflamación crónica.[166] Si te apetece beber algo de alcohol de manera ocasional, la bebida que tendría menos efectos inflamatorios y menor capacidad para producir picos de glucemia es el vino.

MÁS CONSEJOS PARA REDUCIR LA INFLAMACIÓN

→ **Come fibra:** una ingesta elevada de fibra dietética soluble e insoluble se asocia con la reducción de los niveles de IL-6 y TNF-α, lo que se traduce en menos inflamación.[167]

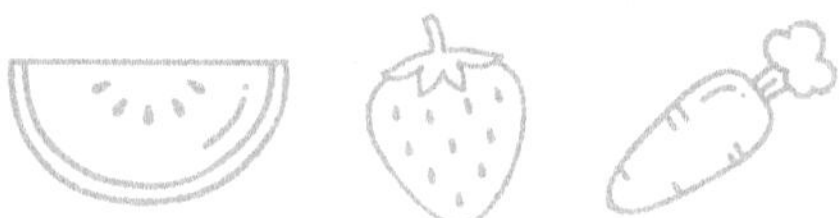

→ **Bebe café, té verde y té negro:** los polifenoles del té y el café se asocian con una reducción de la PCR en estudios clínicos en humanos.[168]

→ **Añade cúrcuma a tus platos:** se ha demostrado que la curcumina, uno de los principales componentes de la cúrcuma, se asocia con una mejora significativa en varias enfermedades inflamatorias.[169]

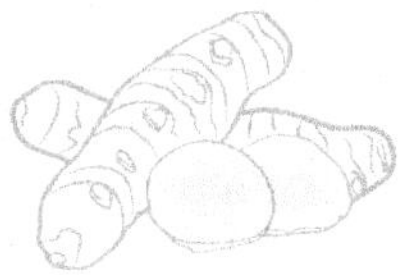

→ **Toma aceite de pescado:** es la fuente más rica de ácidos grasos omega-3. Una mayor ingesta de estos ácidos grasos se asocia con la reducción de los niveles de TNF-α, PCR e IL-6.[170]

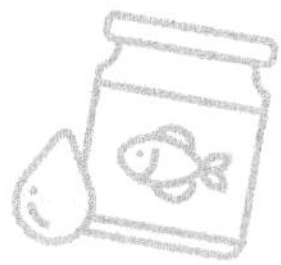

→ **Incluye judía mungo o soja en tu dieta:** estos productos, tradicionales de Asia, son ricos en flavonoides (sobre todo vitexina e isovitexina), que tienen alto poder antiinflamatorio.[171]

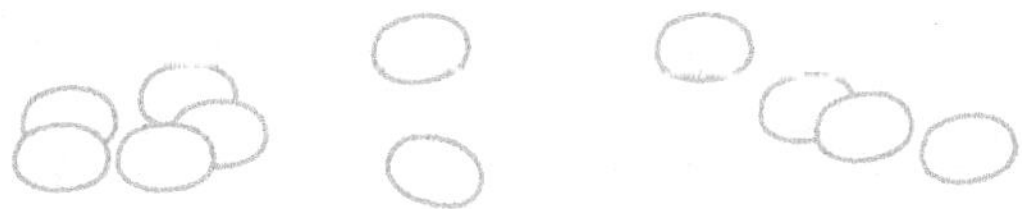

→ **No olvides estos micronutrientes: magnesio, vitamina D, vitamina E, zinc y selenio.** El magnesio es uno de los componentes más antiinflamatorios de nuestra dieta, y su ingesta se asocia con la reducción de la actividad de hsCRP, IL-6 y TNF-α. La vitamina D ejerce su actividad antiinflamatoria mediante la supresión de los mediadores inflamatorios, como las prostaglandinas y el factor de necrosis tumoral. La vitamina E, el zinc y el selenio actúan como antioxidantes en el cuerpo.

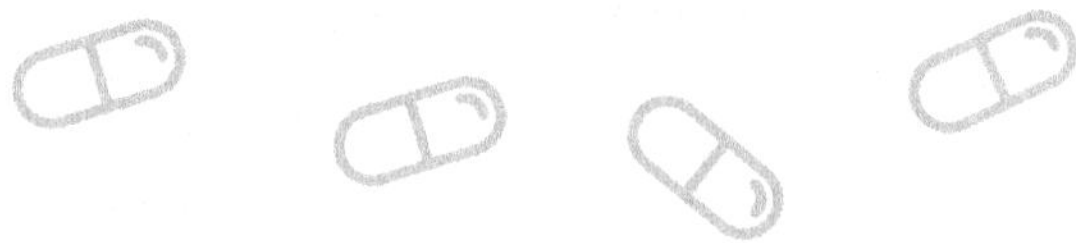

→ **Lino, chía y sésamo:** el consumo de aceite de lino y sésamo reduce la síntesis de prostaglandinas, leucotrienos y tromboxanos, mientras que incorporar estas tres semillas en la dieta puede ser una buena estrategia para mejorar nuestra salud.[172]

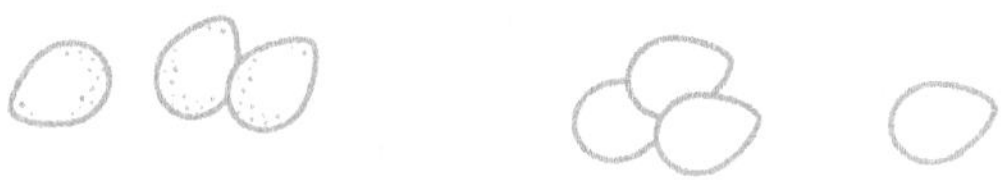

→ **Reduce el exceso de calorías:** la restricción calórica moderada es un seguro de salud y se ha propuesto como un tratamiento más en las enfermedades inflamatorias.[173.] Además, si hay sobrepeso u obesidad, reducir las calorías consumidas puede contribuir tanto a la pérdida de peso como a reducir la inflamación. Comer con moderación es la consigna de los supercentenarios del planeta para vivir más.

- **Reduce la ingesta de grasas saturadas y grasas trans:** el exceso de grasas saturadas y grasas trans sintéticas, que se encuentran sobre todo en los productos ultraprocesados, agravan la inflamación, mientras que las grasas poliinsaturadas omega-3 parecen ser antiinflamatorias.

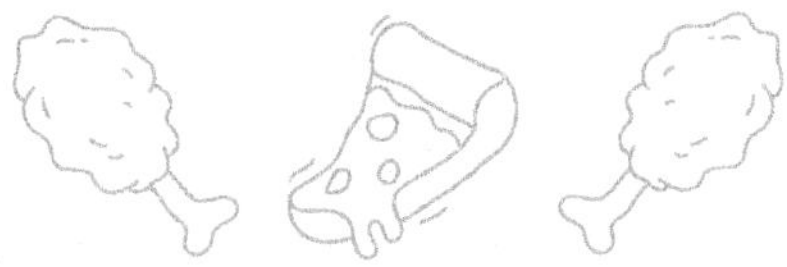

- **Controla los picos de glucemia:** las dietas con un alto índice glucémico están relacionadas con un elevado riesgo de accidente cerebrovascular, enfermedad coronaria y diabetes tipo 2. Al eliminar los alimentos azucarados y apostar por alimentos de baja carga glucémica, controlamos los indeseables picos que estimulan la inflamación.

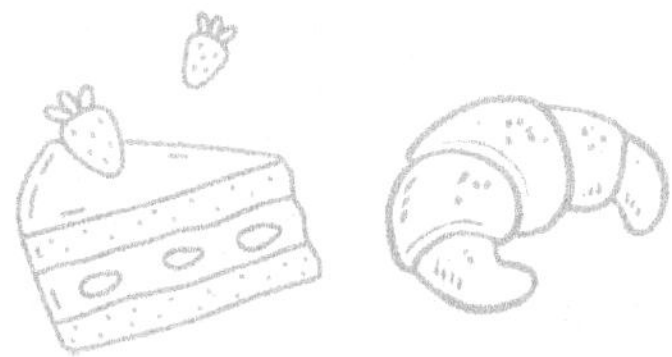

- **Minimiza tu ingesta de antibióticos y antiinflamatorios (AINE):** hay que evitar el uso de antibióticos (tómalos solo si te los receta tu médico), antiácidos y antiinflamatorios, ya que podrían dañar la microbiota del intestino e inflamar las paredes intestinales, lo que puede llegar a desencadenar inflamación crónica en todo el cuerpo.[174]

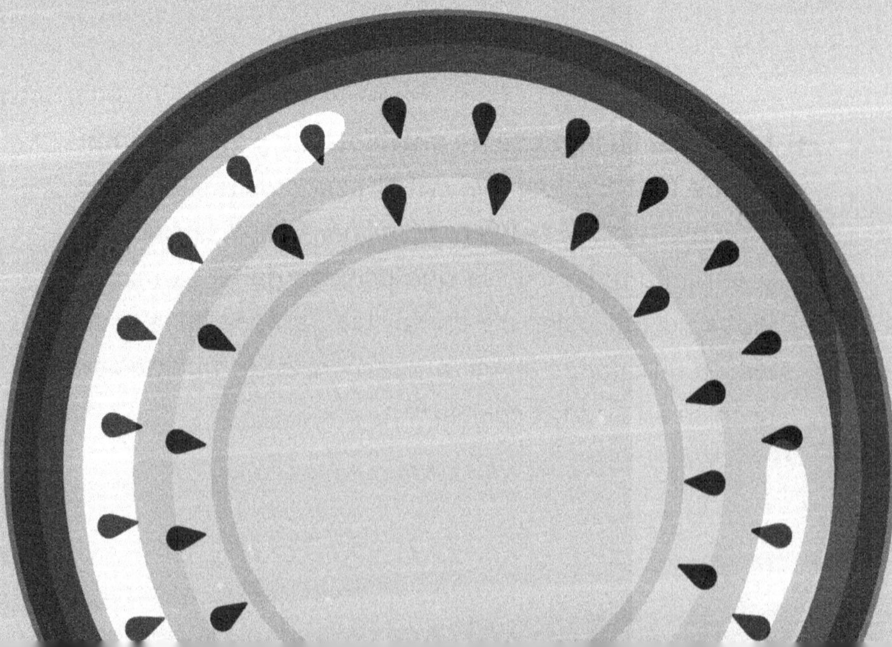

Bloque III

DE LA TEORÍA A LA MESA: ¿CÓMO REGULAR LA GLUCEMIA Y LA INFLAMACIÓN EN EL DÍA A DÍA?

Ahora que ya sabemos que para gozar de buena salud e intentar mejorar o sanar diferentes enfermedades debemos reducir o evitar la inflamación crónica y mantener la curva de glucosa lo más estable posible a lo largo del día, ha llegado el momento de ver cómo pasar de la teoría a la práctica.

Por eso, en este último bloque vamos a recordar y a poner ejemplos muy concretos de cómo funcionan los trucos y estrategias que hemos ido comentando a lo largo del libro usándome a mí misma como ejemplo. Sí, lo que oyes. Te voy a demostrar que todo lo que te he contado hasta ahora puede ponerse en práctica, y con excelentes resultados. Y puedo hacerlo porque he seguido a rajatabla durante tres meses todos los consejos y estrategias que contiene este libro. Así, aparte de poder decir que están avalados por la ciencia, también puedo dar fe de que son eficaces gracias al medidor continuo de glucosa que, como te he contado al inicio, he estado llevando pegado a la piel. Y aunque los resultados en mí son extrapolables, siempre hay que tener en cuenta que cada organismo es diferente y que la respuesta glucémica ante un alimento puede variar entre individuos.

Por eso, para saber de qué niveles partes tú, tendrás que revisar tu última analítica en busca de información sobre tus niveles de inflamación e hiperglucemia. Los parámetros que debes consultar para evaluar la inflamación son los que menciono en la página 164, y los que mejor indican tu metabolismo de la glucosa son los señalados en la página 80.

Ahora bien, es cierto que lo más práctico y sensible para conocer tus niveles de glucemia a lo largo del día es contar con un medidor continuo de glucosa (MCG) y es posible que después de leer este libro sientas la necesidad de usar uno, pero te aseguro que no es necesario salvo que tengas diabetes. Las recomendaciones de este libro, dentro de la mencionada variabilidad individual, funcionan para todo el mundo.

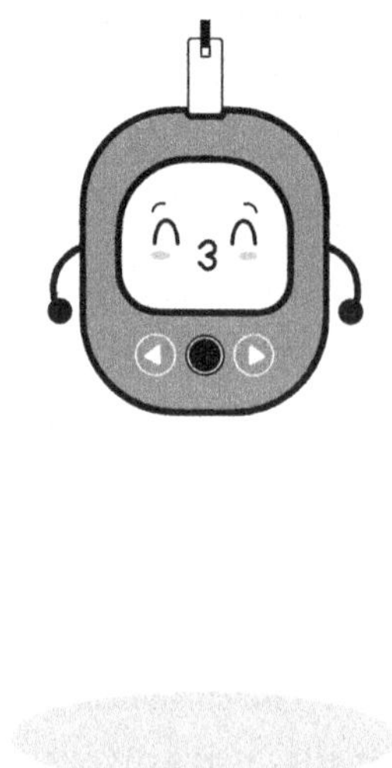

RECOMENDACIONES PARA REDUCIR LA INFLAMACIÓN CRÓNICA Y LOS PICOS DE AZÚCAR

Arropa los hidratos

Acompaña siempre de proteínas y grasas los hidratos de carbono tipo almidón que ingieras. Recuerda que estos hidratos son los que se encuentran en alimentos como la pasta, la avena, el arroz o la quinoa.

Vamos a ver algunos ejemplos de platos con almidones «arropados»:

- Arroz integral con verduras, tempe y semillas.
- Quinoa con verduras, gambas y edamame.

→ Pasta integral con guisantes, gambas y leche de coco.

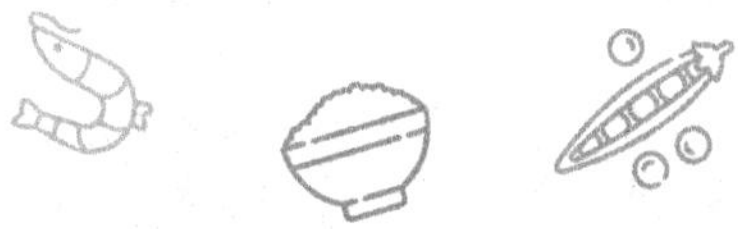

Esta indicación es especialmente relevante en el desayuno, donde es habitual ingerir hidratos en forma de pan, fruta o avena que hay que arropar. Vamos a ver algunos ejemplos:

→ Pan integral con tomate, aceite, aguacate y huevo.
→ Fruta con nueces y yogur griego.
→ Copos de avena con bebida de soja, mantequilla de cacahuete, semillas de chía y arándanos.

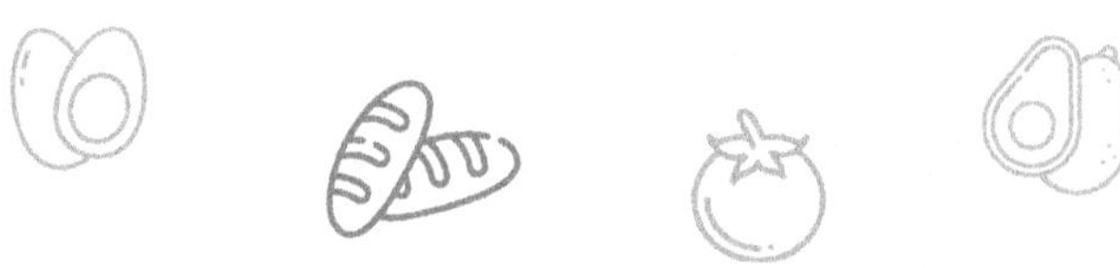

Es muy importante que recuerdes que la fruta contiene hidratos de carbono que hay que arropar para evitar un pico de glucemia, sobre todo frutas como los plátanos, el mango o el melón. Otras frutas como las manzanas o los frutos rojos son menos propensas a generar este tipo de picos.

Vamos a ver la diferencia entre el pico de glucemia que genera comerse un plátano solo, o desnudo, en comparación con comérselo arropado.

= INGESTA DE COMIDA

PLÁTANO DESNUDO

Efecto sobre la glucemia de un plátano desnudo: pico de 172 mg/dl.

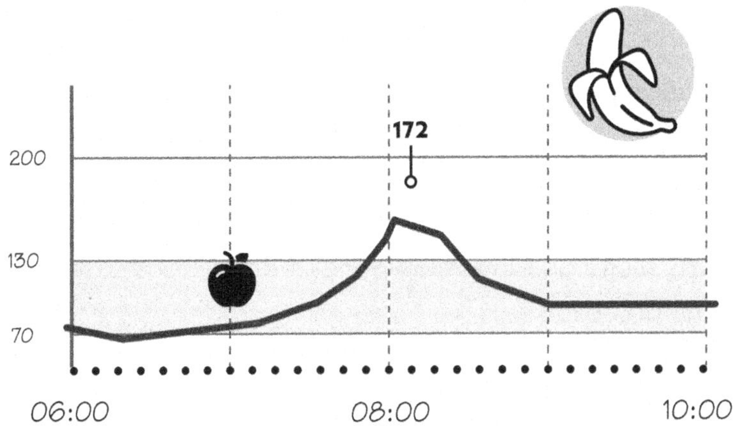

PLÁTANO ARROPADO CON FRUTOS SECOS

Efecto sobre la glucemia de un plátano arropado con frutos secos: pico de 130 mg/dl.

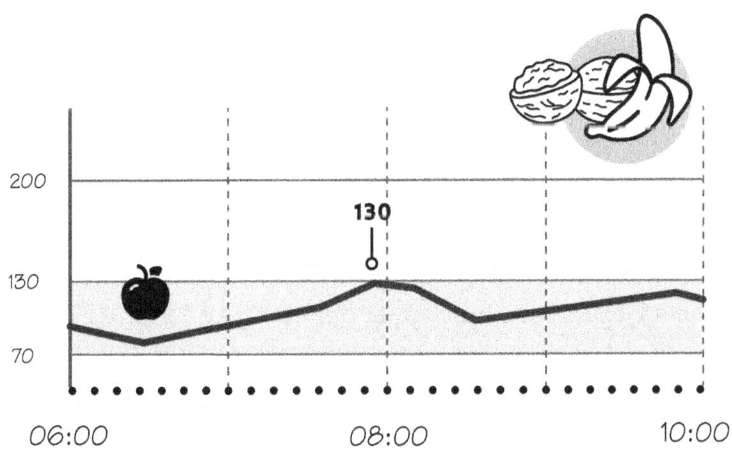

Apuesta por alimentos de baja carga glucémica

Los alimentos con baja carga glucémica son tus mejores aliados para regular la glucemia. Recuerda que, a grandes rasgos, estamos hablando de vegetales, frutos secos, fruta fresca, semillas, plantas aromáticas, aguacates, aceite de oliva, huevo, pescado, lácteos enteros y carne blanca.

Tienes una lista más completa de los alimentos de baja carga glucémica en las tablas de las páginas 92-98.

Pásate al desayuno salado

Después de probar distintos tipos de desayuno, he comprobado que los ricos en grasas y proteínas no producen picos de glucemia, mientras que los ricos en azúcares y almidones, sí. Teniendo esto en cuenta, si vas a tomar pan, que sea integral y de masa madre. La masa madre se elabora mediante fermentación tradicional, lo que favorece la microbiota[175] y retrasa la absorción de los azúcares. Además, el pan hecho con ella genera un menor pico de glucemia, así como una menor secreción de grelina (la hormona del hambre), y si es integral, también sacia más que el pan blanco.[176]

Por otro lado, si vas a tomar leche de origen animal, lo mejor es que sea entera, aunque mi recomendación es que te pases a la leche vegetal sin azúcar. La ideal, por su contenido en proteínas y fibra, es la de soja. Además, recuerda que la leche sin lactosa produce mayores picos de glucemia que la leche entera o desnatada,[177] porque, al eliminar la lactosa, esta se convierte en glucosa y galactosa, que pasan rápidamente al torrente sanguíneo.

IDEAS DE DESAYUNOS SALADOS

- Pan integral de masa madre con queso crema, tomate y rúcula.
- Huevos revueltos con cebolla, espinacas y queso.
- Pan integral con hummus y pimientos.
- Pan integral con aguacate, feta y huevo poché.

Si, a pesar de todo, no puedes resistirte a desayunar dulce, estas son algunas ideas de desayunos que producen glucemias moderadas.

- Avena enfriada (ver pág. 122) con crema de frutos secos, moras, nueces, coco rallado y yogur.
- Yogur griego con frambuesas y crema de cacahuete.
- Batido de bebida de soja, nueces, semillas de lino, arándanos, proteína de suero y cacao en polvo.
- Pudin de chía con leche de coco y arándanos.

ALIMENTOS QUE HAY QUE EVITAR EN EL DESAYUNO

- Zumos y batidos de frutas.
- Bebidas de avena o arroz.
- Cereales para desayuno con leche desnatada.
- Pan blanco con mermelada o crema de chocolate con azúcar.
- Bollería.
- Fruta sola.

Ahora vamos a ver algunos ejemplos concretos de desayunos acompañados de sus correspondientes picos de glucemia registrados por mi MCG.

HUEVOS REVUELTOS CON ESPINACAS

Glucemia máxima: 117 mg/dl.

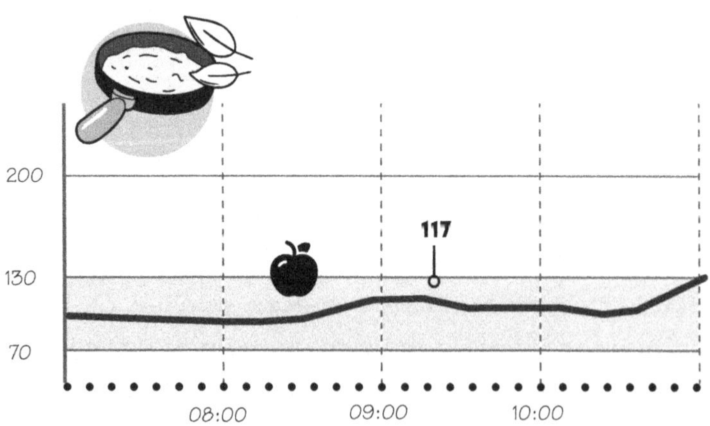

UNA TOSTADA DE PAN DE MASA MADRE INTEGRAL CON AGUACATE Y ACEITE DE OLIVA VIRGEN EXTRA

Glucemia máxima: 115 mg/dl.

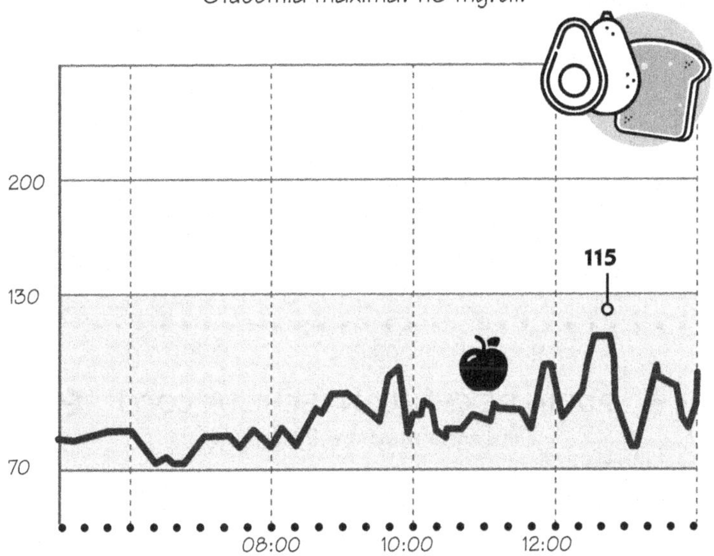

NO HAY PICO DE GLUCEMIA

UN YOGUR NATURAL SIN AZÚCAR CON UNA TOSTADA DE MASA MADRE INTEGRAL CON HUMMUS

Glucemia máxima: 128 mg/dl.

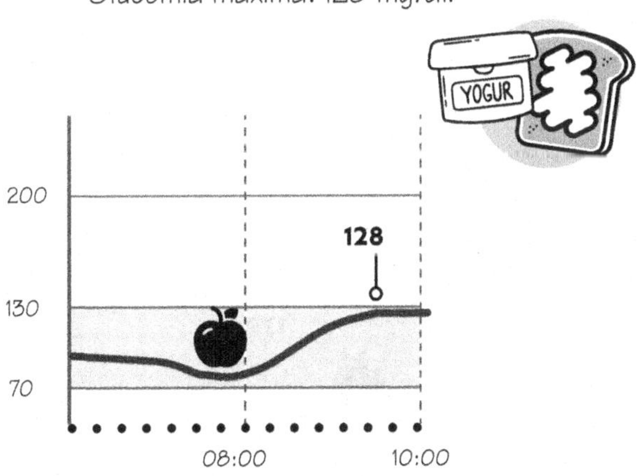

CAFÉ CON LECHE DE SOJA SIN AZÚCAR

Glucemia máxima: 112 mg/dl.

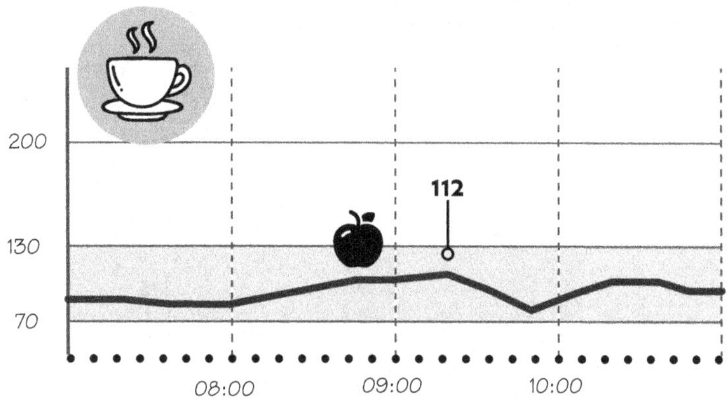

PUDIN DE CHÍA CON LECHE DE COCO

Glucemia máxima: 106 mg/dl.

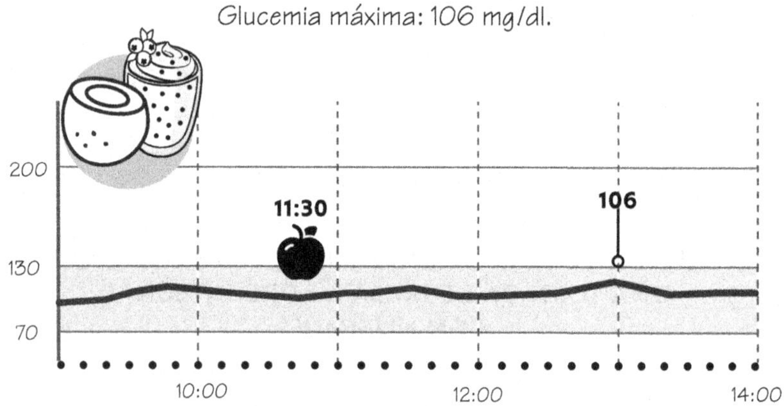

UNA TOSTADA DE PAN DE MASA MADRE INTEGRAL CON TOMATE Y CABALLA

Glucemia máxima: 128 mg/dl.

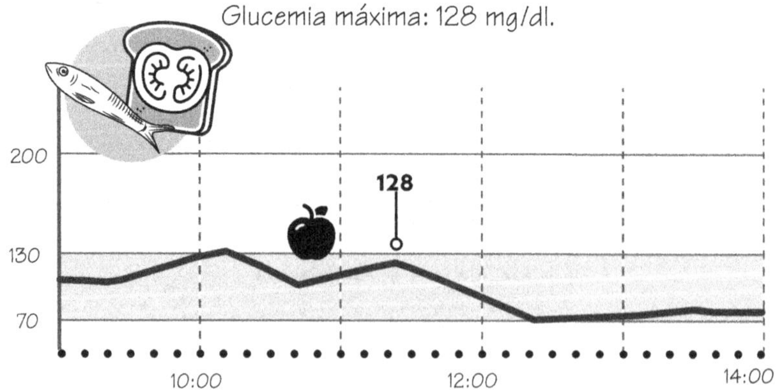

Desayunos dulces

KÉFIR CON ALMENDRAS Y UVAS

Glucemia máxima: 102 mg/dl.

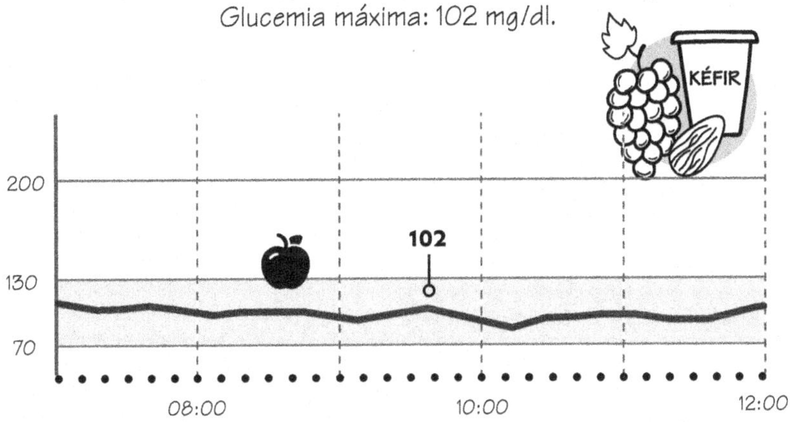

DOS TOSTADAS DE PAN DE MASA MADRE INTEGRAL CON AGUACATE Y ACEITE DE OLIVA VIRGEN EXTRA

Glucemia máxima: 144 mg/dl.

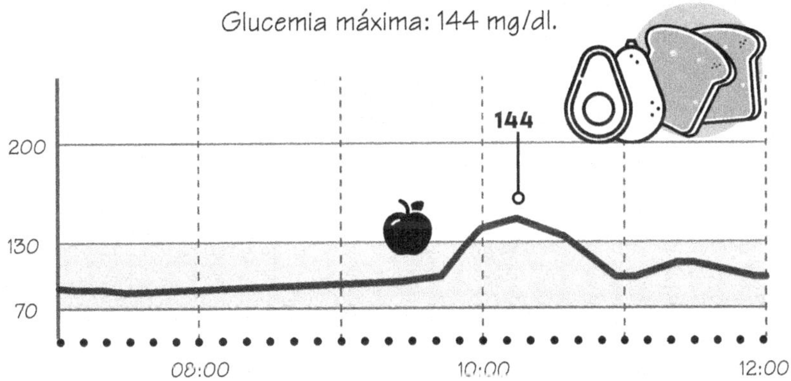

Este dato es muy importante, porque antes hemos visto que una sola tostada de estas características no provoca un pico de glucemia. Sin embargo, al doblar la cantidad de hidratos, es decir, de pan, doblar también la grasa y las proteínas ya no evita el pico de glucemia. Esto sirve para recordarnos que el hecho de que un pan sea integral y de masa madre no significa que podamos comernos una barra entera alegremente.

UN VASO DE LECHE DE VACA ENTERA CON GALLETAS

Glucemia máxima: 182 mg/dl.

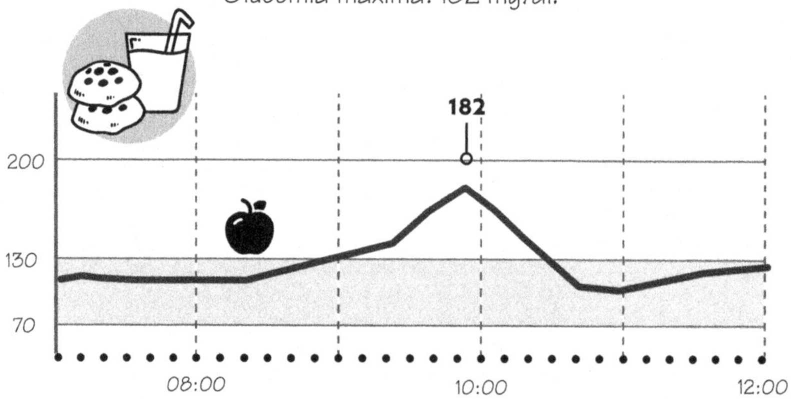

CHURROS CON CHOCOLATE

Glucemia máxima: 168 mg/dl.

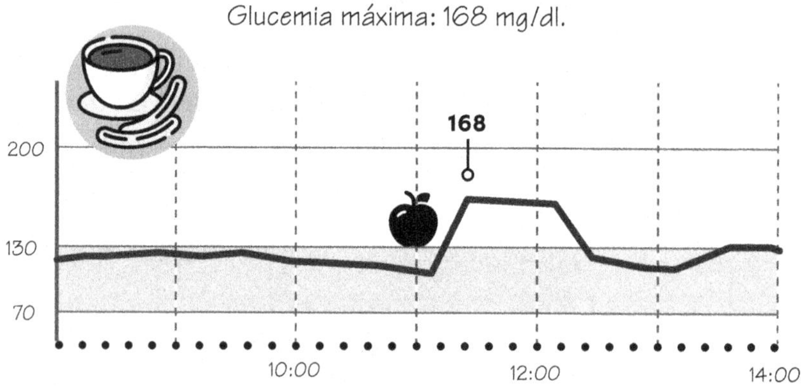

TOSTADA DE PAN BLANCO CON QUESO FUNDIDO

Glucemia máxima: 160 mg/dl.

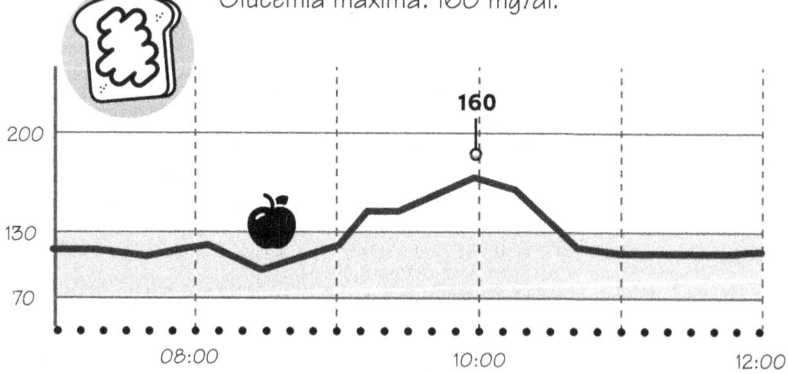

Este ejemplo nos sirve para recordar dos cosas. La primera, la importancia de evitar el pan blanco y, la segunda, que no basta con añadir queso para reducir la glucemia del pan. Los hidratos hay que arroparlos con una cantidad suficiente de grasas y proteínas. El queso tiene lo primero, pero no lo bastante de lo segundo.

Si te apetece un dulce, tómalo de postre

Los dulces que tomamos tras haber ingerido fibra, grasas y proteínas generan un pico de glucosa menor que los que tomamos con el estómago vacío. Además, los picos que provocan los dulces en ayunas conllevan más hambre, antojo de dulces, cansancio, sueño, mal humor y aceleran la inflamación y el envejecimiento.

Por eso, si te apetece un dulce, lo mejor es tomarlo de postre. Vamos a verlo claramente con un ejemplo.

ALMUERZO DE BAJA CARGA GLUCÉMICA

Efecto de comer, en este orden:
unas berenjenas rellenas de tomate, caballa y queso;
a continuación, un yogur griego sin azúcar y, por último, porque me apetecía algo dulce, un polvorón de almendra.
La combinación de tomar los hidratos al final de la comida y de elegir un postre que contiene grasas además de azúcar dio como resultado la ausencia de pico de glucemia.

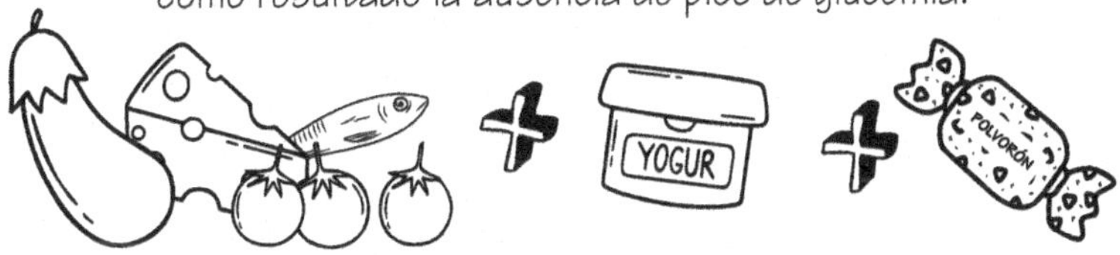

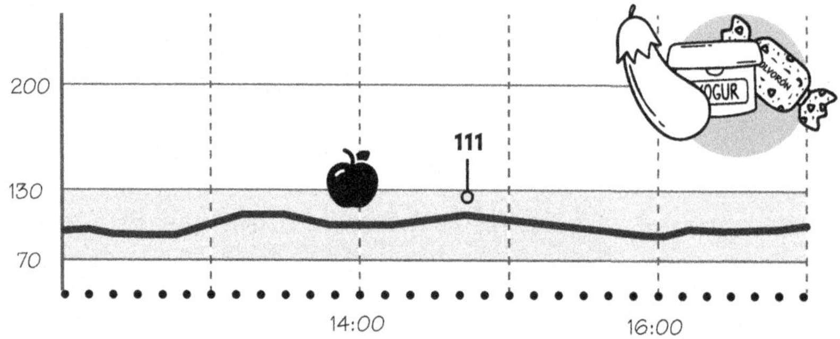

Y si lo que te apetece es merendar un dulce, arrópalo siempre con grasas y proteínas.

Vamos a verlo de nuevo con ejemplos de mi medidor de glucemia. Un día tomé un pastel de chocolate para merendar y, al cabo de una hora, hice un pico de glucosa de 151 mg/dl.

EFECTO SOBRE LA GLUCEMIA DE TOMAR PASTEL DE CHOCOLATE CON EL ESTÓMAGO VACÍO

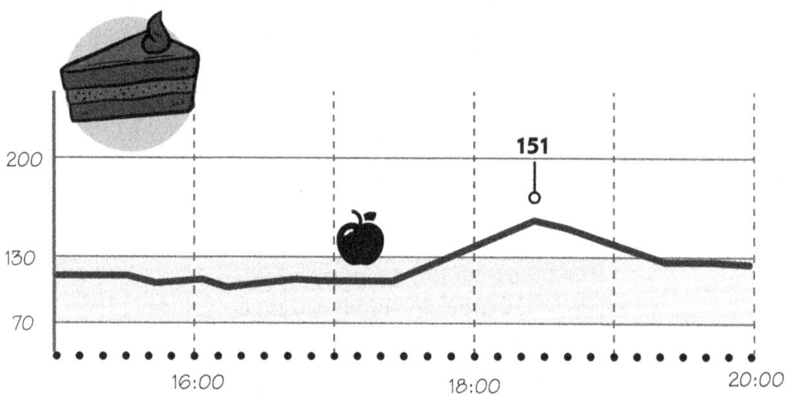

Al día siguiente, merendé otra vez el mismo pastel de chocolate, pero, antes, me comí un yogur natural sin azúcar con una cucharada de mantequilla de cacahuete. En este caso, la glucemia máxima después de la ingesta fue de 115 mg/dl. Muy inferior a la anterior.

EFECTO SOBRE LA GLUCEMIA DE TOMAR UN YOGUR NATURAL SIN AZÚCAR CON UNA CUCHARADA DE MANTEQUILLA DE CACAHUETE Y, A CONTINUACIÓN, PASTEL DE CHOCOLATE.

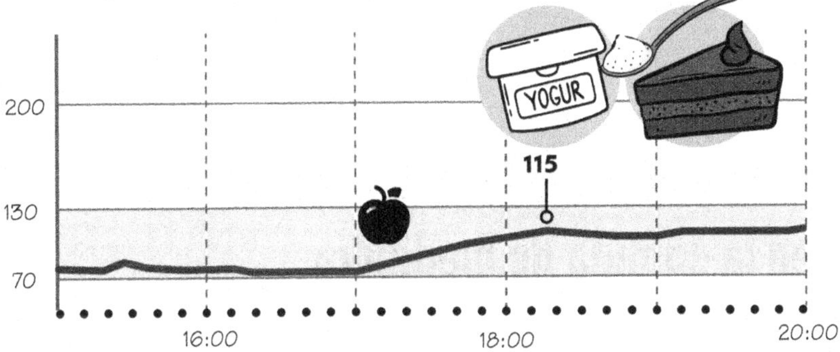

Arropar los dulces no es la única manera de controlar los picos de glucemia que provocan. Hay dos estrategias más que puedes emplear:

→ **Camina durante 15 minutos** después de tomar el dulce.

→ **Toma una cucharada de vinagre diluida en un vaso de agua antes de comer el dulce.**

UNA CUCHARADA DE VINAGRE DILUIDA EN UN VASO DE AGUA + PASTEL DE CHCOLATE

Tras comer un pastel de chocolate después del vinagre diluido, mi glucemia no llegó a hacer un pico superior a 130 mg/dl.

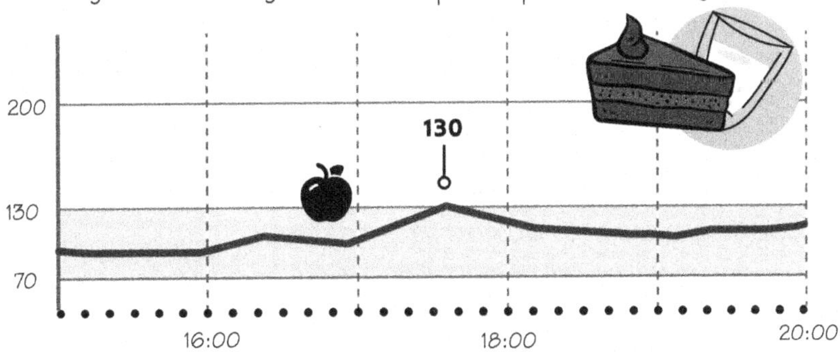

Y, sobre todo, hagas lo que hagas, disfruta siempre de tu momento dulce. Si comes los dulces de forma consciente y como un placer puntual, esto no afectará a tu glucemia media ni a tu salud a largo plazo.

Reduce los picos de glucemia en la comida de mediodía

Estas son algunas estrategias generales que hemos ido comentando sobre cómo reducir los picos de glucemia que puede provocar la comida de mediodía.

- → Añade un entrante vegetal al inicio de las comidas.
- → Toma una cucharada de vinagre diluida en agua antes de comer o aliña generosamente con vinagre tu ensalada.
- → Los hidratos de carbono, sobre todo los cereales, no deben ser nunca los protagonistas del plato.
- → Asegúrate de que tus platos contienen cantidades suficientes de fibra, proteína y grasa.
- → Come los alimentos en este orden: primero fibra, después grasa y proteína y, por último, hidratos. Si te apetece comer pan, hazlo al final de la comida.
- → Camina durante 15 minutos después de comer.

Todo esto va a quedar mucho más claro con unos cuantos ejemplos de comidas reales.

Vamos a empezar hablando de la paella, porque es un plato muy frecuente en nuestra gastronomía, en especial los fines de semana. Como todos sabemos, el protagonista de la paella es el arroz, una fuente de hidratos de carbono, por lo que la mayoría de nosotros hacemos un pico de glucemia después de comernos una buena ración de paella. ¿Qué puedes hacer para reducir ese pico sin renunciar a disfrutar de este delicioso plato? Para empezar, puedes tomar una cucharada de vinagre diluida en agua antes de ponerte a comer. También puedes añadir una buena ensalada verde antes de empezar con la paella, y, por último, puedes reducir la proporción de arroz añadiendo más pescado, verduras o carne al cocinarla. Así, sustituyes parte de los hidratos del plato por proteínas, lo que puede ayudar a mejorar los picos de glucemia y la respuesta de la insulina tras la ingesta.[178] Por eso, con la paella y con cualquier otra receta, procura que los hidratos no sean nunca los protagonistas del plato.

EFECTO DE TOMAR UNA CUCHARADA DE VINAGRE DE MANZANA DILUIDA EN AGUA ANTES DE UNA RACIÓN DE PAELLA

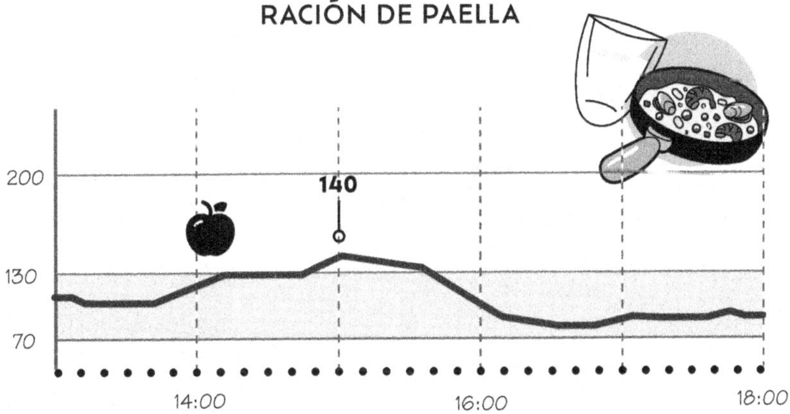

A continuación, voy a mostrarte otros ejemplos de que tomar una cucharada de vinagre diluida en agua antes de comer reduce los picos de glucemia.

EFECTO DE TOMAR UNA CUCHARADA DE VINAGRE DE MANZANA DILUIDA EN AGUA ANTES DE UNA RACIÓN DE ALUBIAS CON SALSA DE TOMATE Y ARROZ

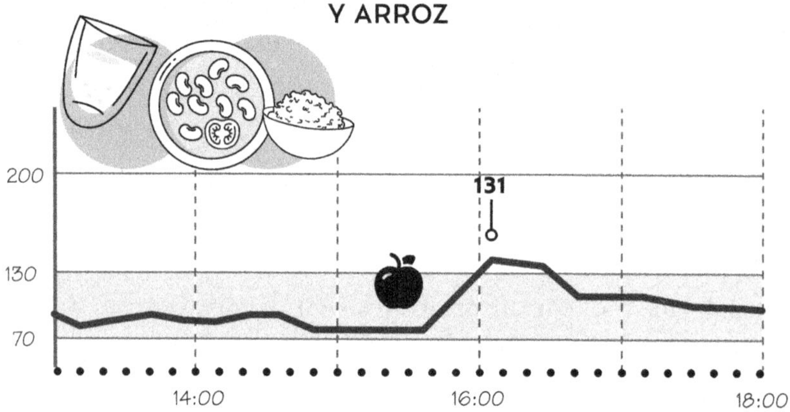

EFECTO DE TOMAR UNA CUCHARADA DE VINAGRE DE MANZANA DILUIDA EN AGUA ANTES DE UNA RACIÓN DE TOFU CON ARROZ INTEGRAL Y SALSA DE TOMATE

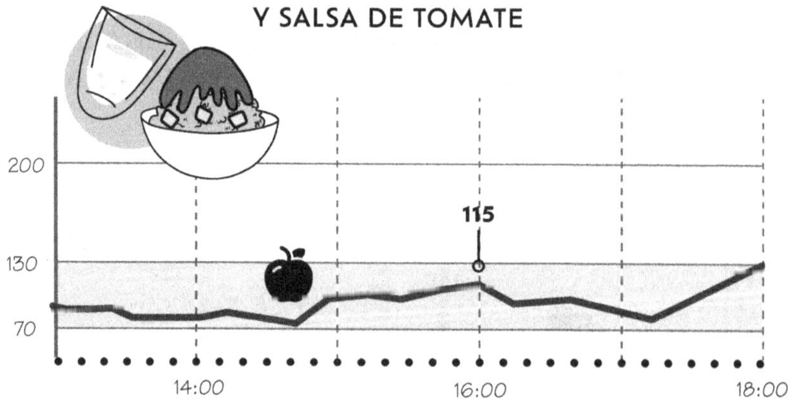

A continuación, vamos a ver un ejemplo de la importancia del orden en el que se ingieren los alimentos.

EFECTO DE UNA COMIDA DE MEDIODÍA INGERIDA EN ESTE ORDEN:

En primer lugar, ensalada de canónigos con nueces, aguacate y un aliño de AOVE y vinagre; a continuación, tofu a la plancha y, por último, un trozo de pan integral con un chorrito de AOVE.

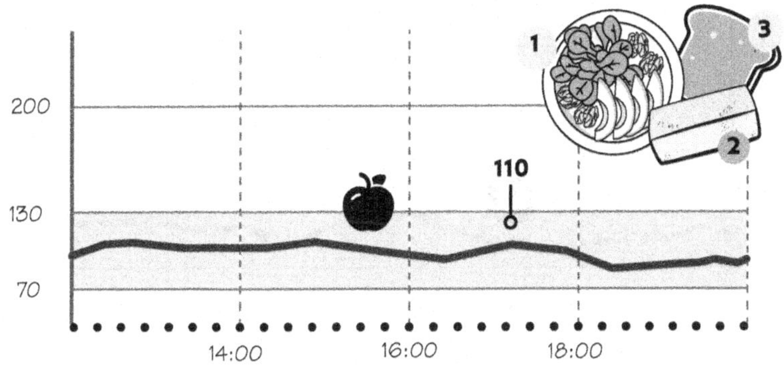

Recuerda que, aunque las legumbres contienen hidratos, también son ricas en fibra y proteínas, por lo que comer legumbres con frecuencia es una buena manera de reducir los picos de glucemia. Vamos a verlo.

EFECTO DE UNA COMIDA DE MEDIODÍA DE PLATO ÚNICO SIN POSTRE:

Un potaje de alubias y verduras.

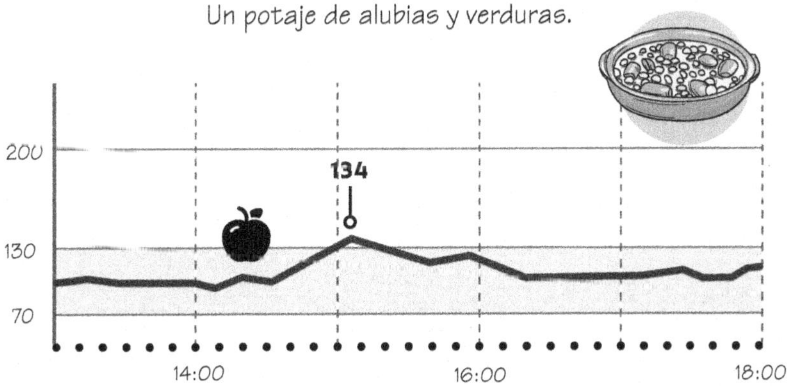

Si te gustan las patatas, mi recomendación es que evites hacerlas fritas y te decantes por tomarlas hervidas o asadas con piel, ya que el pico de glucemia es menor.

EFECTO DE COMER UNA RACIÓN DE PATATAS ASADAS CON PIEL

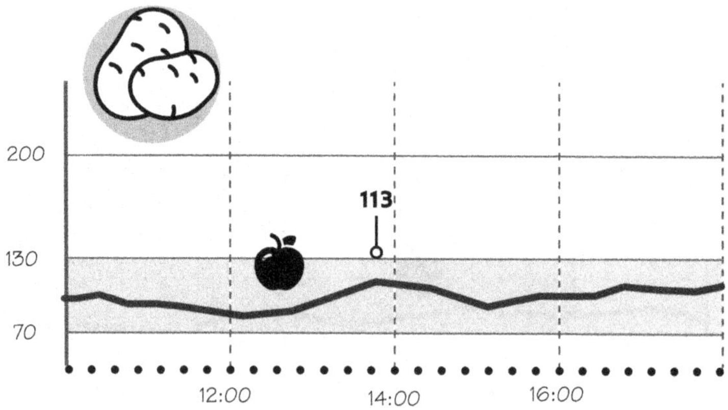

EFECTO DE COMER UNA RACIÓN DE PATATAS FRITAS

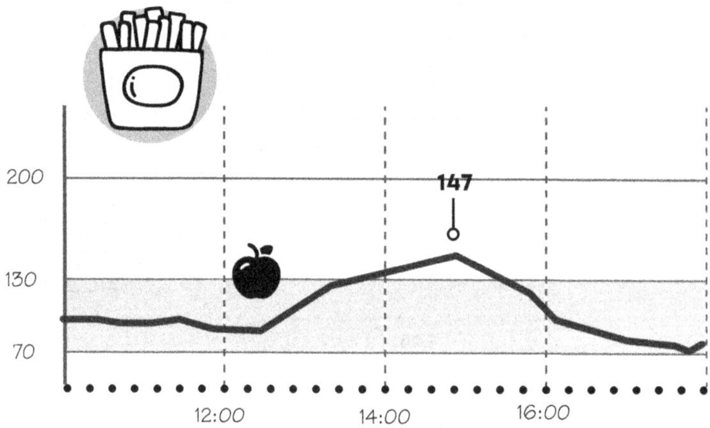

Ahora vamos a ver un ejemplo para ilustrar los efectos sobre la glucemia de dar un paseo de quince minutos después de comer.

EFECTO DE UNA COMIDA DE MEDIODÍA DE PLATO ÚNICO SIN POSTRE:

Boniato con queso feta y gambas, seguido de un paseo de 15 minutos.

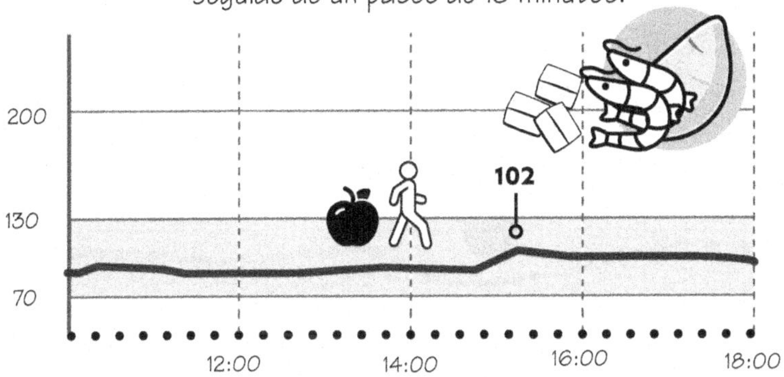

Además, los boniatos producen picos de glucemia más bajos que las patatas, por lo que es buena idea introducirlos en tus menús.

A lo mejor te estás preguntando qué sucede con la pasta sin gluten en relación con la glucemia. ¿Es mejor que la pasta de trigo? Pues depende, porque el simple hecho de que no contenga gluten no nos dice nada en relación con la glucemia.[179]

Si la pasta sin gluten es a base de arroz o de quinoa, lo más probable es que sí genere un pico. En cambio, si es a base de legumbres, las probabilidades de que eso suceda son menores.

EFECTO DE UNA COMIDA DE MEDIODÍA DE PLATO ÚNICO SIN POSTRE:

Pasta de soja con gambas y coco.

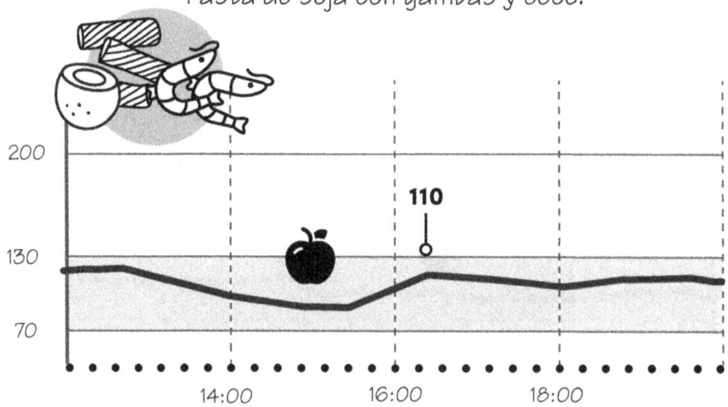

Ahora vamos a ver un ejemplo de cómo reducir el pico de glucemia añadiendo un entrante vegetal y sustituyendo una parte de los hidratos de carbono por grasas. Me apetecía comer lasaña, así que empecé la comida con un pepino aliñado con vinagre y AOVE y, a continuación, una lasaña de espinacas con soja texturizada, donde sustituí la bechamel, que lleva harina, por leche de coco.

EFECTO DE COMER EN ESTE ORDEN:

Un pepino aliñado con vinagre y AOVE y una lasaña de espinacas con soja texturizada y leche de coco.

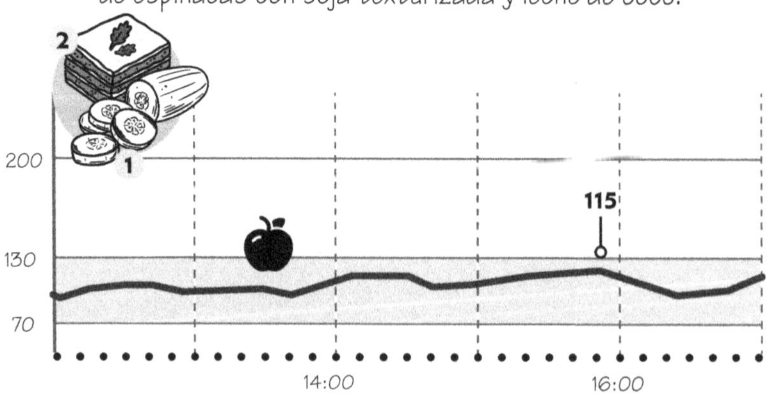

Evita los picos de glucemia en la merienda

A la hora de merendar, recuerda la importancia de arropar los hidratos y de ingerir los alimentos en orden, primero la grasa y la proteína y, por último, los hidratos, ya sean en forma de almidón o de azúcares.

Evita en todo caso las meriendas ultraprocesadas, como pastelería, bollería, chucherías, galletas, helados, postres lácteos, refrescos, zumos, batidos, etcétera, ya que contienen grandes cantidades de azúcar, que son prácticamente imposibles de contrarrestar.

Te lo muestro mejor con un ejemplo. Este es el efecto de tomar una merienda dulce con el estómago vacío. Son los mayores picos que he registrado mientras he llevado el sensor.

EFECTO DE TOMAR CUATRO GALLETAS CON EL ESTÓMAGO VACÍO

Pico de glucosa de 182 mg/dl.

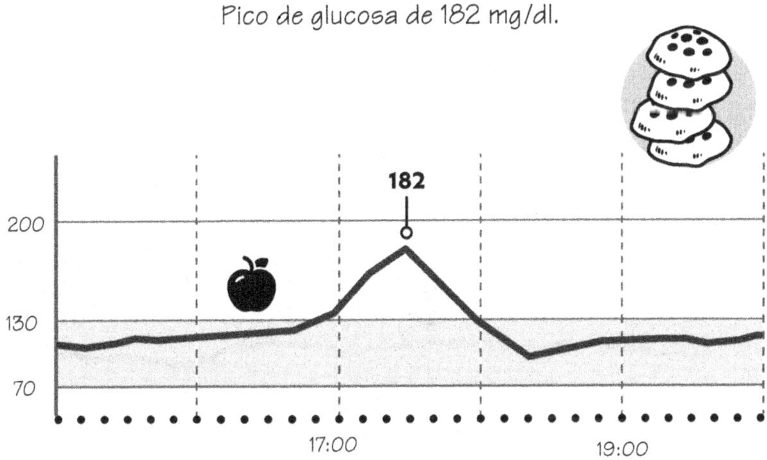

Además de los azúcares añadidos, los ultraprocesados también contienen aceites vegetales refinados, que pueden influir en el pico de azúcar. Esto es lo que me pasó después de comerme unos Doritos.

EFECTO DE TOMAR UNA BOLSA PEQUEÑA DE DORITOS CON EL ESTÓMAGO VACÍO

Pico de glucosa de 152 mg/dl.

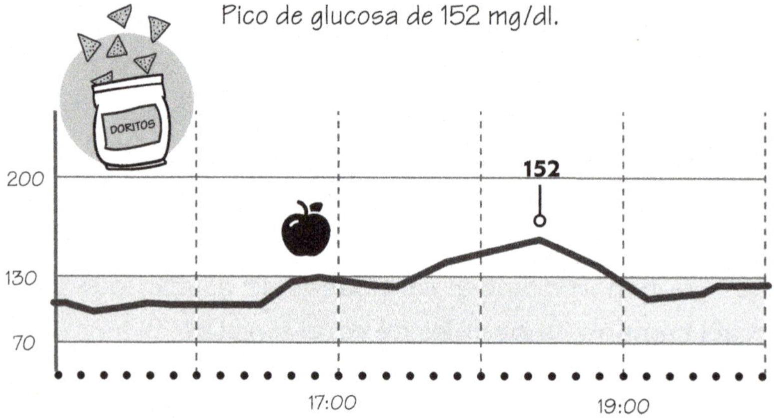

En cambio, esto es lo que sucede cuando tomas meriendas bien planteadas.

EFECTO DE MERENDAR EN ESTE ORDEN:

Un yogur natural sin azúcar con almendras y una macedonia de fruta.

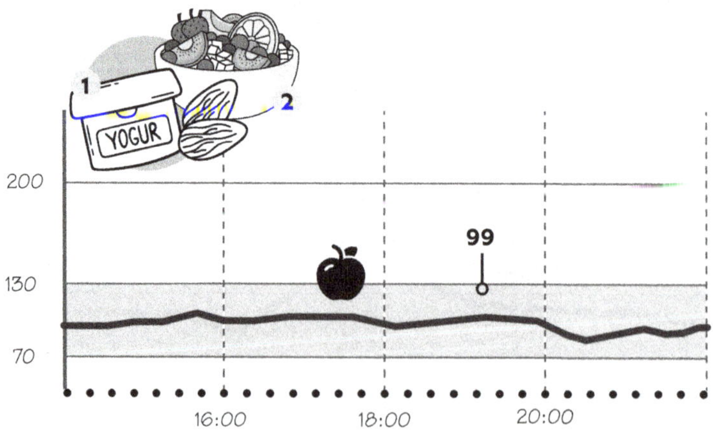

EFECTO DE MERENDAR UNA CREPE DE AVENA INTEGRAL CON MANTEQUILLA DE ANACARDOS Y PLÁTANO

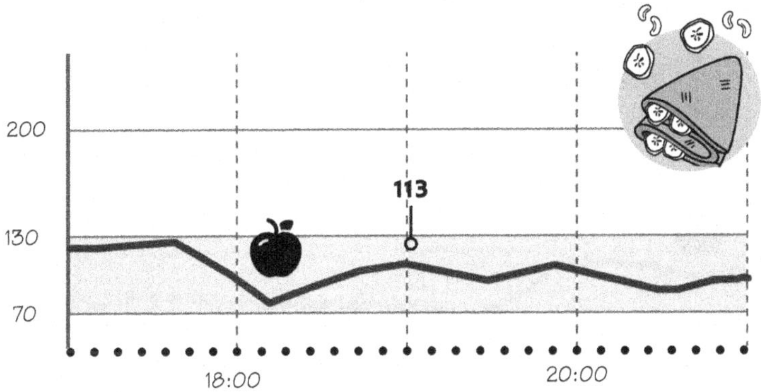

Cena temprano

En cuanto al orden de los alimentos y proporciones, la cena no se diferencia en nada de la comida de mediodía, por lo que puedes aplicar las mismas recomendaciones que hemos comentado en la página 111.

Aparte de esto, lo importante en este caso es que la cena sea a una hora temprana, preferentemente antes de las 21:00 horas, como ya te he explicado en la página 147.

Por otro lado, los huevos revueltos o en forma de tortilla son una buena opción de cena, ya que no afectan a la glucemia.

EFECTO DE TOMAR UNOS HUEVOS REVUELTOS CON AJOS

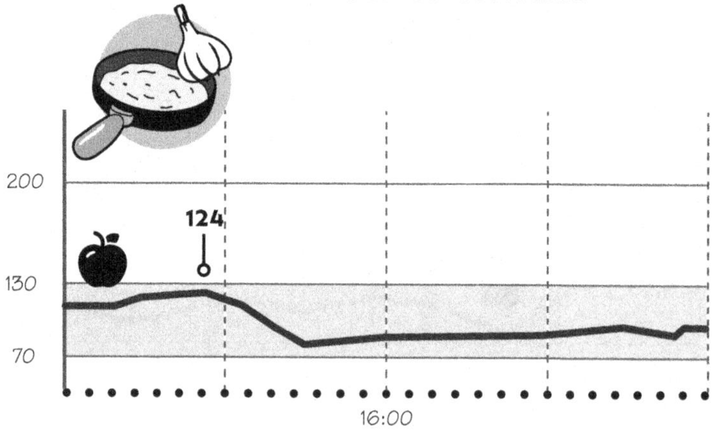

EFECTO DE TOMAR UNOS HUEVOS REVUELTOS CON ESPINACAS Y FETA

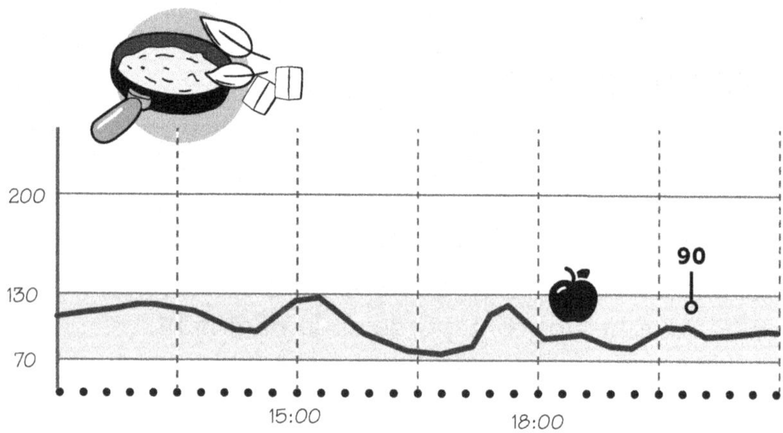

Si, además de tener en cuenta todas las recomendaciones, añades un poco de ejercicio después de la cena, controlarás aún más los posibles picos de glucemia.

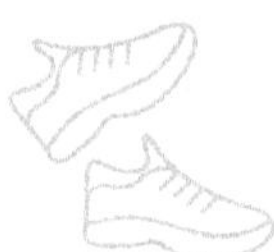

EFECTOS DE CENAR, EN ESTE ORDEN:
Huevos revueltos con espinacas, pan integral con hummus
y un yogur natural sin azúcar a las 21:00
y hacer 40 sentadillas con goma a las 21:45

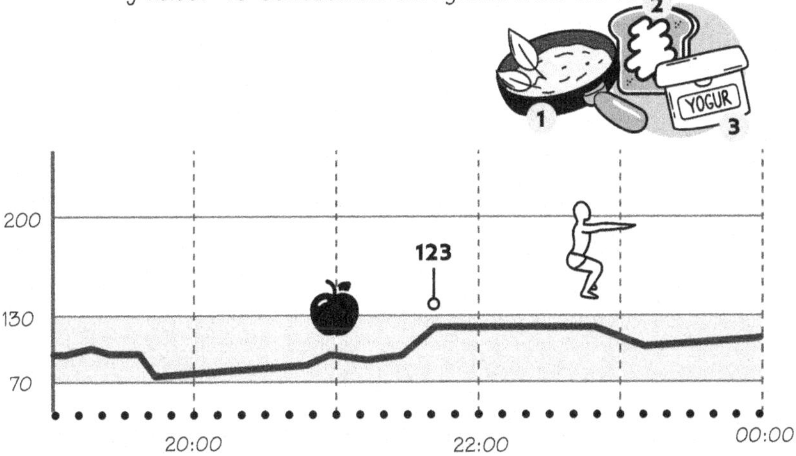

Añade hierbas aromáticas y especias a todas tus comidas

Las hierbas aromáticas y especias no solo aportan sabor a nuestros platos, sino que también son beneficiosas para la salud,[180] ese es el motivo de que los humanos lleven siglos empleándolas tanto con fines culinarios como medicinales.

Así, especias y aromáticas constituyen una fuente natural de sustancias antiinflamatorias y antioxidantes en forma de azufre, taninos, alcaloides, diterpenos fenólicos, vitaminas y, sobre todo, flavonoides y polifenoles, por lo que pueden protegernos de enfermedades agudas y crónicas. Por si esto fuera poco, son saciantes, nos ayudan a regular la glucemia y nos permiten reducir el consumo de sal, cuyo exceso se ha relacionado con un mayor riesgo de cáncer de estómago.[181] Por otro lado, el consumo frecuente de comidas picantes (con chile, guindilla, pimienta o fenogreco) se ha relacionado con un menor riesgo de muerte por cáncer[182] y de contraer enfermedades isquémicas del corazón y del sistema respiratorio.[183]

Por eso, mi recomendación es que conviertas las especias y hierbas aromáticas en tus aliadas en la cocina. Tienes muchísimas donde elegir: cúrcuma, jengibre, chile, fenogreco, comino, pimienta, canela, clavo, orégano, perejil, albahaca, salvia, romero, etcétera.

Aprende a gestionar tus emociones y limita el estrés

Como hemos visto anteriormente, los picos de estrés pueden asociarse a picos de glucemia. Esto se debe a que las hormonas del estrés, que son el cortisol y la adrenalina, mantienen el cuerpo permanentemente alerta y, para conseguirlo, necesitan energía, por lo que indican a nuestro hígado que necesitan glucosa. Así, este empieza a transformar en glucosa el glucógeno acumulado en las reservas corporales, y esto es lo que origina el pico en sangre.

Además, a mayor nivel de estrés, mayor inflamación de los tejidos y, en consecuencia, más riesgo de enfermedad. Por si esto fuera poco, el estrés también es uno de los culpables de la ganancia de peso. Por eso, si estamos intentando perder peso, no basta con aplanar las curvas de glucosa, sino que debemos aprender a manejar el estrés.

Una buena forma de gestionar el estrés consiste en pasar más tiempo al aire libre y en contacto con la naturaleza; dar paseos por el bosque o por zonas verdes cercanas; practicar la respiración profunda en los momentos en los que sientas picos de estrés; y aprender y poner en práctica técnicas de consciencia plena (*mindfulness*) y meditación para reducir precisamente esos picos.

APRENDER A MANEJAR EL ESTRÉS PUEDE AYUDARNOS A PREVENIR LA DIABETES Y LAS ENFERMEDADES RELACIONADAS CON LA INSULINORRESISTENCIA.

Una vez más, los números no mienten. Mira qué pico de glucemia hice yo tras un momento de estrés agudo.

PICO DE GLUCOSA DE 156 MG/DL COMO CONSECUENCIA DE UN MOMENTO PUNTUAL DE ESTRÉS

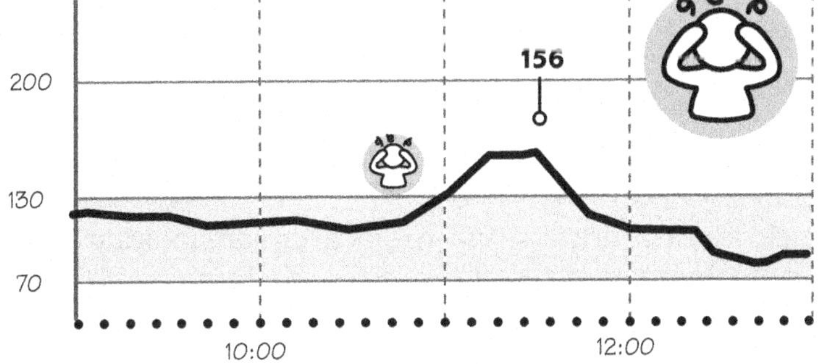

Practica ejercicio aeróbico suave

Practicar ejercicio aeróbico suave, conocido popularmente como *cardio*, contribuye al descenso de nuestra glucemia. Además de poner en práctica la estrategia de caminar 15 minutos después de las ingestas, yo aconsejo practicar unos 300 minutos de cardio suave a lo largo de la semana, como andar, trotar, nadar, ir en bicicleta en llano, bailar, etcétera.

Yo, por ejemplo, procuro nadar con moderación, sin sobreesfuerzo, dos días a la semana, y esta es mi curva de glucemia cuando lo hago.

NATACIÓN SUAVE-MODERADA

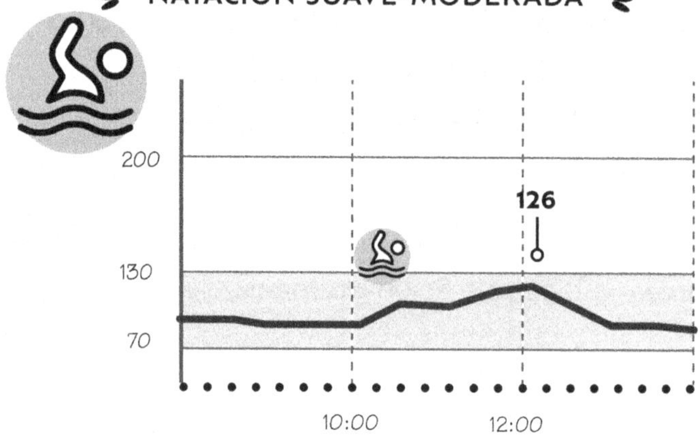

Debes saber que el ejercicio de alta intensidad, en cambio, puede provocar picos de glucemia. Sin embargo, estos no deben preocuparte, sino todo lo contrario porque, como ya te he explicado en la página 131, el ejercicio de alta intensidad mejora la sensibilidad a la insulina. Mira, por ejemplo, qué pico hice tras un *sprint* de velocidad intenso: ¡206 mg/dl!

SPRINT DE VELOCIDAD

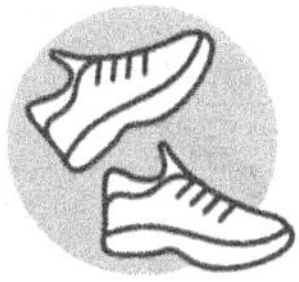

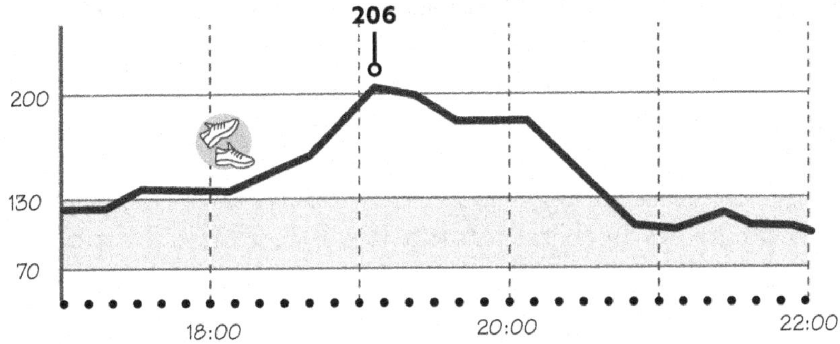

¿PREGUNTAS FRECUENTES?

A lo largo del libro he intentado ser lo más clara posible y proporcionarte pautas generales e información para que seas capaz de tomar buenas decisiones sobre qué comer y cuándo. Sin embargo, soy consciente de que este tema es complicado y genera muchas dudas. Por eso, he decidido agrupar aquí las cuestiones que se plantean con más frecuencia quienes emprenden el camino de empezar a controlar sus glucemias. Espero que te ayuden.

¿Cuándo hay que tomar el agua? ¿Antes, durante o después de las comidas?

Al parecer, la mejor opción para regular la glucemia pasa por consumir el agua antes de las comidas, porque hacerlo durante puede incrementar el pico de glucosa hasta un 33 por ciento.[184] De hecho, lo ideal sería tomar un vaso de agua con una cucharada de vinagre antes de comer. El agua con zumo de limón también reduce, aunque algo menos que el agua con vinagre, el pico postprandial de glucemia, por lo que puede ser una opción alternativa.

Ten en cuenta que esto no significa que no se pueda beber agua durante el día. Al contrario, hay que beber agua, infusiones, café y té sin azúcar y caldos para mantener una correcta hidratación.

La cantidad de agua que debemos beber depende de la cantidad de ejercicio que hagamos, la temperatura ambiental, el agua que contengan los alimentos que comamos a lo largo del día, etcétera. Afortunadamente, tu cuerpo sabe lo que necesita en cada momento, así que: ¡bebe siempre que tengas sed!

¿Cuándo hay que tomar el café? ¿Antes o después del desayuno?

Los estudios indican que, para reducir el pico de glucosa, lo mejor es tomar el café después de desayunar.[185] Al parecer, el café disminuye la sensibilidad a la insulina si se toma antes de una comida rica en carbohidratos, sobre todo si hemos dormido mal la noche anterior.[186]

Sin embargo, soy consciente de que puede ser difícil tomarse la tostada y dejar el café para el final. Así que no te agobies. Si puedes esperar a después de desayunar para disfrutar de tu café, estupendo. Si no, tómatelo con tranquilidad antes o durante el desayuno.

¿Qué puedo beber en reuniones sociales si no quiero descontrolar mi glucemia?

Qué bebida elegir es uno de los dilemas más habituales a los que nos enfrentamos quienes queremos salir con familia y amigos sin descuidar por ello nuestra glucemia.

La realidad es que la mejor opción siempre es el agua o el agua con gas, pero si quieres variar un poco puedes optar por la kombucha, cuya cantidad de azúcar es bastante limitada.

Por otro lado, si te apetece una bebida alcohólica, la mejor es el vino, porque no produce picos de glucemia. Los cócteles de todo tipo, en especial los que llevan azúcar, como el mojito, y la cerveza, sí pueden causar picos de glucemia. «¡Pero si la cerveza no es dulce!», dirás. Tienes razón, pero recuerda que su principal ingrediente es la cebada, que, como ya sabes, es un cereal.

Tu última opción, y solo en casos muy puntuales, deberían ser los refrescos sin azúcar, porque, como ya hemos dicho, los edulcorantes artificiales se han relacionado con la obesidad y la resistencia a la insulina cuando se ingieren de manera habitual.

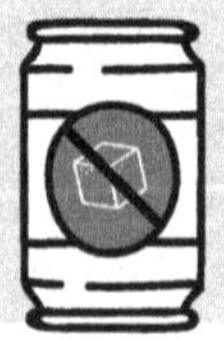

¿La avena produce picos de glucemia?

La avena es un cereal rico en fibra, vitaminas y minerales, lo que lo convierte en una buena opción como desayuno. Sin embargo, también es un cereal rico en almidones, por lo que hay que arroparlo bien para que no produzca picos.

Vamos a ver algunos ejemplos.

PICO DE GLUCEMIA EN EL DESAYUNO + HIPOGLUCEMIA

El *porridge* de avena con plátano produce un pico porque la avena no va acompañada de suficientes proteínas y grasas.

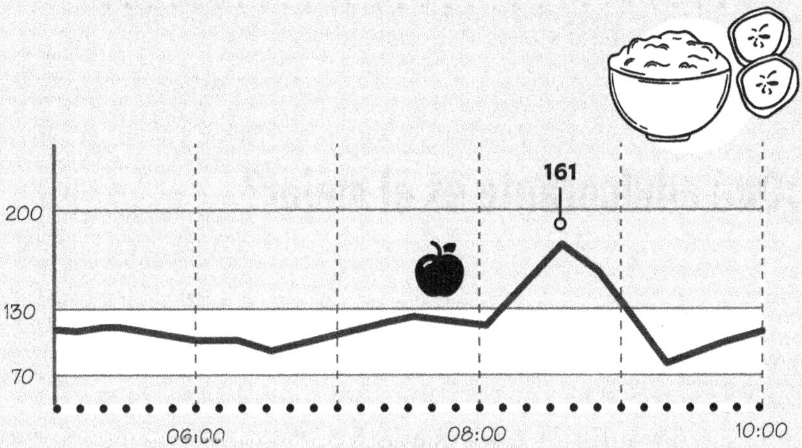

LA AVENA ENFRIADA CON NUECES, CACAHUETE Y YOGUR NO PROVOCA UN PICO

La avena enfriada, como hemos explicado en la página 122, forma almidón resistente, lo que disminuye el pico de glucemia al ingerirla. Además, en este caso, también está bien arropada con grasas y proteínas.

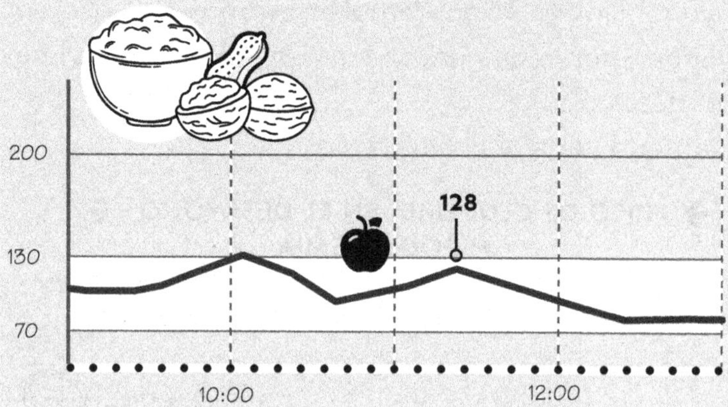

¿Qué edulcorante es el mejor?

Los edulcorantes como el xilitol y la estevia[187] nos ayudan a regular la glucemia y se han propuesto como posibles suplementos con fines antidiabéticos y en productos alimentarios para diabéticos.[188]

Esta es mi propuesta de productos alternativos al azúcar que puedes usar para endulzar tus platos, por orden de preferencia:

- Fruta, sobre todo frutos rojos.
- Especias, sobre todo canela y vainilla.
- Xilitol.

- Estevia.
- Alulosa.
- Fruto del monje.

En cambio, estos son los productos que debes evitar: azúcar, azúcar moreno, azúcar de caña, azúcar mascabado o moscovado, panela, miel, sucralosa, aspartamo, ciclamato, maltitol y acesulfamo-k.

¿Qué debo mirar en el etiquetado de los alimentos para saber si pueden producir o no picos de glucemia?

Al comprar productos envasados es muy importante prestar atención a las etiquetas para saber si lo que vamos a comer puede producirnos o no picos de glucemia. Estos son los aspectos en los que debes fijarte.

- Si el azúcar es uno de los tres primeros ingredientes de la lista, es probable que ese producto provoque un pico de glucemia.
- Si un producto contiene menos de 1 gramo de fibra por cada 5 gramos de carbohidratos, no hay duda de que provoca un pico. Te voy a poner un ejemplo, si un alimento contiene 25 g de carbohidratos y 10 g de fibra por cada 100 g, no produce pico, porque la proporción entre fibra y carbohidratos es de 2 a 5.

Otro ejemplo. Hay marcas de cereales integrales que aseguran que son ricas en fibra y ayudan a adelgazar cuando no es así. Si echamos una ojeada a la información nutricional de la etiqueta de los Kellogs All Bran Natural, vemos que, por cada 100 g de producto, contiene 78 g de hidratos de carbono y 11 g de fibra. Es decir, que por cada 5 g de hidratos hay solo 0,7 g de fibra. Para que estos cereales no provocaran picos de glucemia deberían contener, al menos, 15 g de fibra por cada 100 de producto. Lo mismo sucede con los Special K, que contienen 84 g de hidratos de carbono y 15 g de fibra por cada 100 g. Es decir, que por cada 5 g de hidratos hay 0,9 de fibra, lo que seguramente no basta para evitar el pico de glucemia.

ALIMENTOS QUE PUEDEN PARECERTE BAJOS EN AZÚCAR, ¡PERO NO LO SON!

- Barritas energéticas.
- Barritas de frutas.
- Macedonias a base de fruta con zumo de naranja.
- *Smoothies* de frutas.
- Mermelada.
- Fruta deshidratada.
- Yogures de frutas desnatados.
- Granola.
- Algunos tipos de muesli.

PROPUESTAS DE MENÚS

Para acabar, déjame darte unas propuestas de menús para ayudarte a poner en práctica todos los conceptos y consejos que hemos ido desgranando a lo largo del libro. Mi intención no es otra que inspirarte para que empieces a confeccionar tus propios menús y tengas una idea de qué poner en la lista de la compra de ahora en adelante.

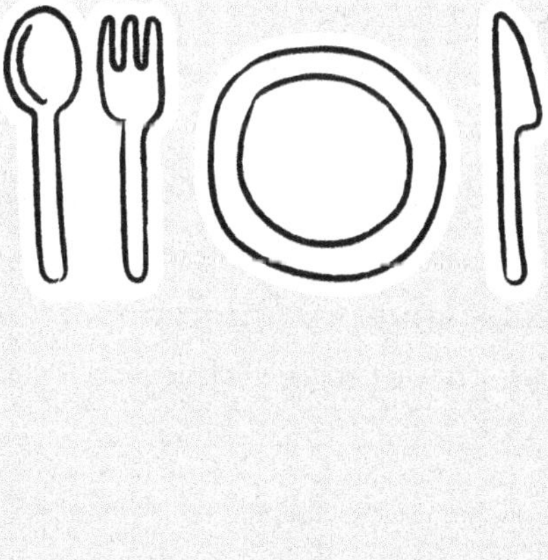

Propuestas para el desayuno

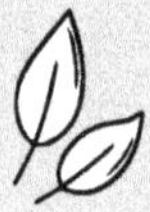

- Tortilla de cebolla, queso y espinacas.
- Tortilla de verduras.
- Tortilla de queso.

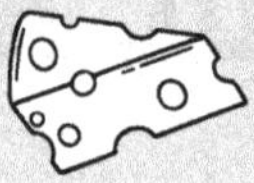

- Tortilla con avena.
- Tostada con hummus y huevo cocido.
- Hummus de garbanzos con zanahorias.
- Pudin de chía con arándanos.
- Aguacate y huevo o tofu revueltos con vegetales, por ejemplo, setas, espinacas, pimiento o cebolla.
- Huevo duro con aguacate.
- Quiche de verduras.
- Tostada con queso crema, salmón y aguacate.

- *Muffins* de huevo y espinacas.
- Pudin de chía con fresas y mantequilla de frutos secos.
- Yogur natural sin azúcar con manzana y crema de cacahuete.
- Yogur griego sin azúcar con frutos rojos, mantequilla de cacahuete, semillas y nueces.
- Manzana con almendras y mantequilla de cacahuete.
- Tomate y *mozzarella* aliñado con AOVE y orégano.
- *Porridge* de avena con frutos secos, coco rallado, crema de cacahuete y arándanos.
- Sobras del almuerzo o de la cena.

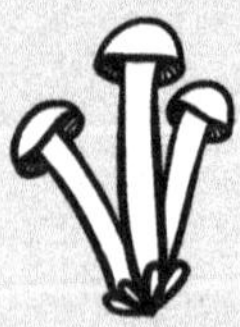

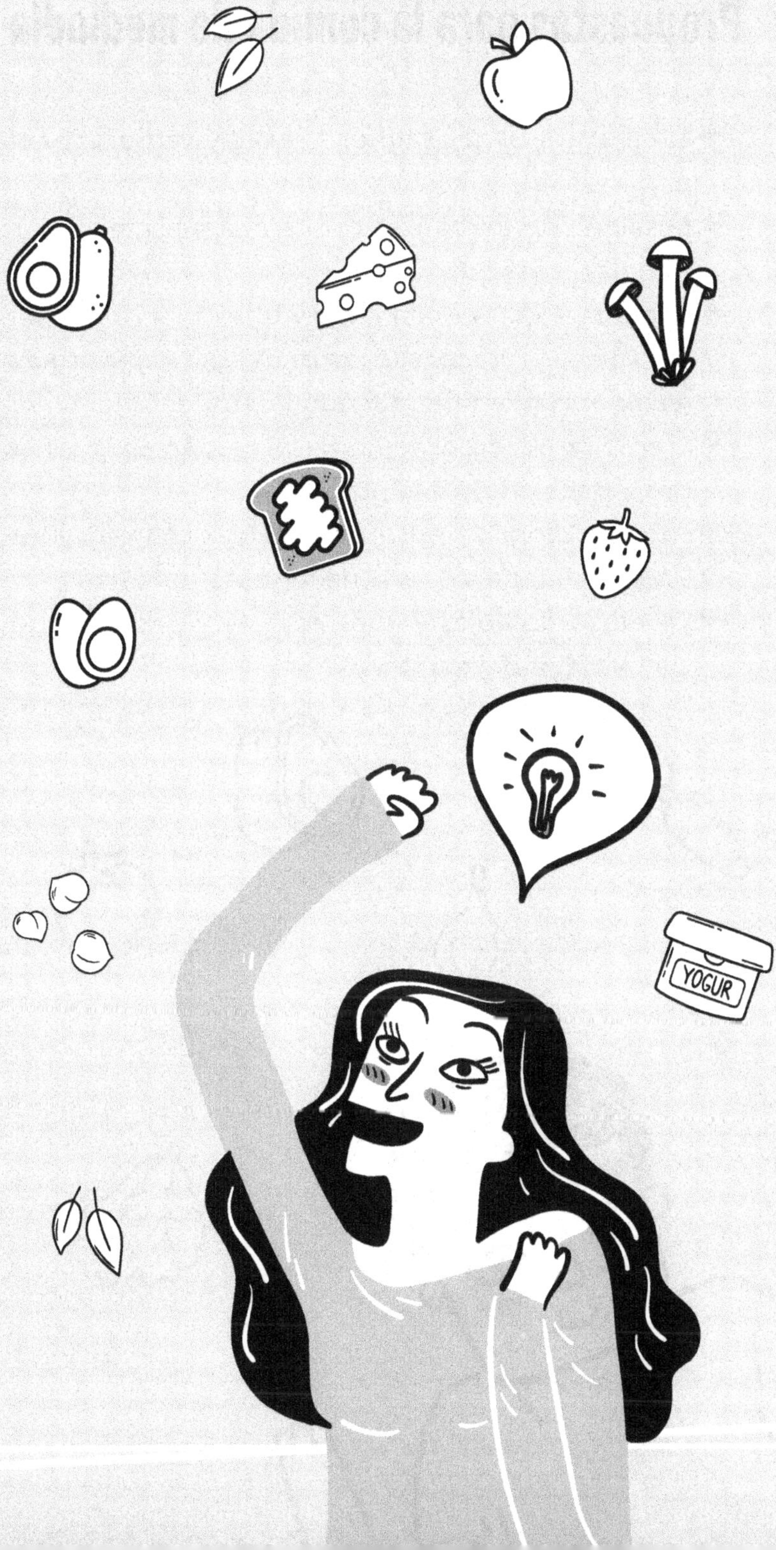
YOGUR

Propuestas para la comida de mediodía

- Salteado de setas, salmón salvaje y verduras al vapor.
- Ensalada de garbanzos con feta, aguacate, pepino, tomate y pimiento.
- *Curry* de verduras con arroz y tofu.
- Tomate con *mozzarella*, arroz integral con verduras al vapor con tempe salteado y salsa de soja.
- Crema de verduras, quinoa con espárragos salteados y pollo o tofu a la plancha.
- Sopa de cebolla y burrito de alubias con verduras.
- Pepino aliñado y potaje de lentejas con arroz.
- Ensalada de hojas verdes, tomate y pasta integral con AOVE, ajo y gambas.

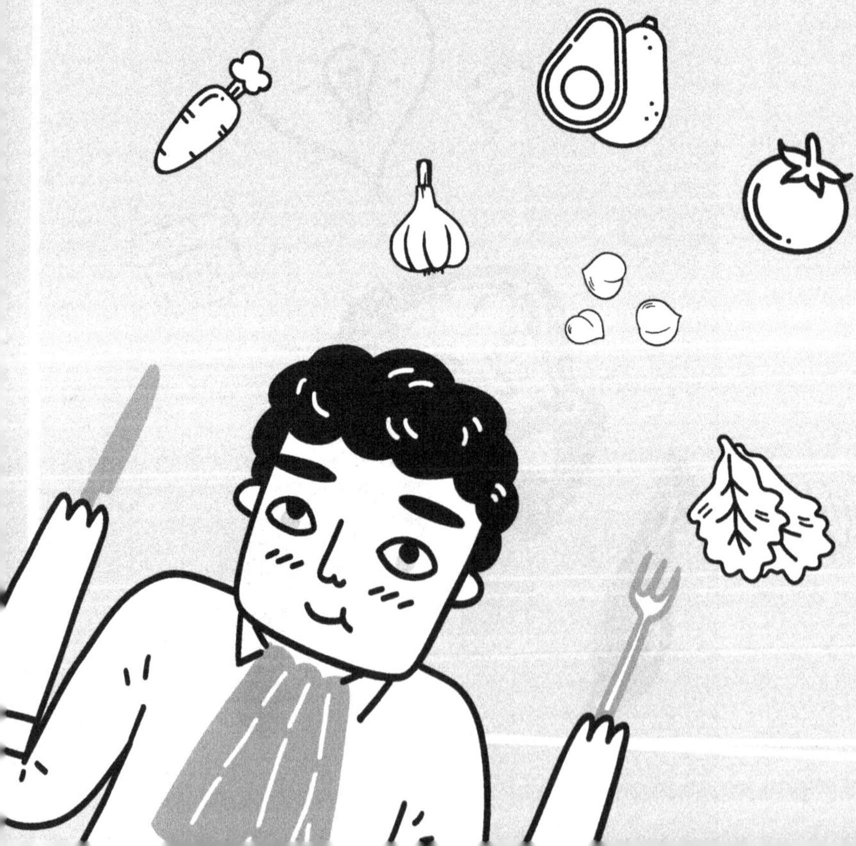

Propuestas para la cena

- → Fajitas de verduras con huevo a la plancha, queso y crema agria de yogur.
- → Hummus con zanahoria y *frittata* con feta.
- → Aceitunas aliñadas y ensalada de lentejas con arroz.
- → *Pizza* con base de coliflor, verduras y soja texturizada.
- → Boniato al horno con gambas, tomates cherry y feta.
- → Pasta integral con guisantes, tofu y leche de coco.

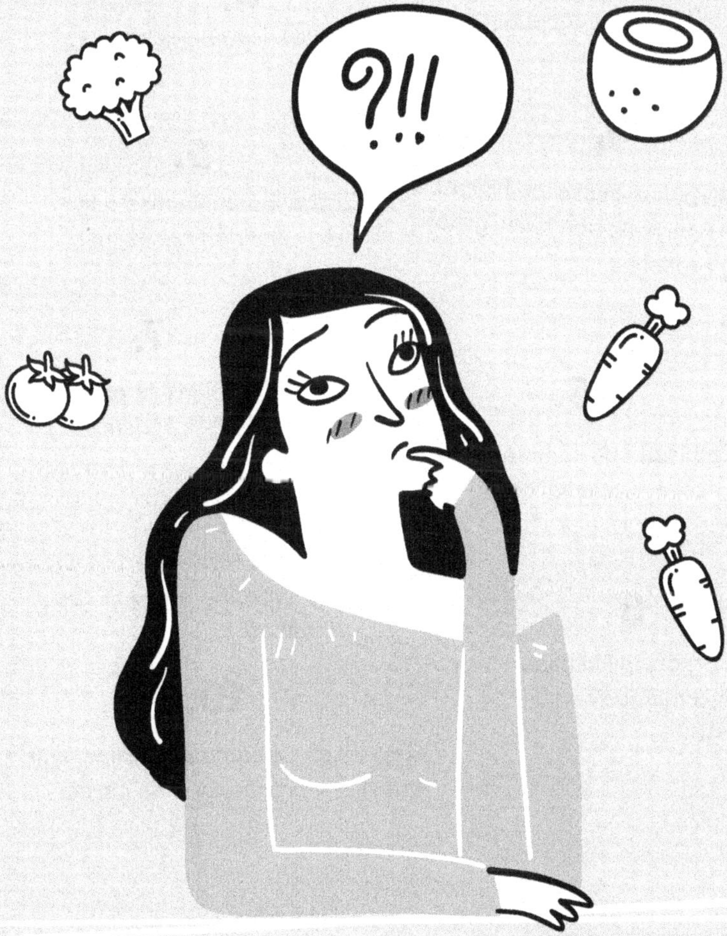

VEINTE HÁBITOS

1. Desayuna salado.

2. Limita tu consumo de ultraprocesados y productos azucarados.

3. Aumenta tu consumo de fruta, verdura, legumbres, frutos secos y semillas.

4. Arropa siempre los hidratos de carbono con fibra, grasa y proteína.

5. Enfría los almidones para crear almidón resistente.

6. Empieza tus comidas con un entrante vegetal crudo.

7. Toma siempre la pasta y los cereales al dente.

8. Incorpora alimentos fermentados en tu dieta.

9. Añade hierbas aromáticas y especias a todos tus platos.

10. Reduce el consumo de carnes, embutidos y procesados de carne.

QUE TE SALVARÁN LA VIDA

11.

Camina quince minutos después de las comidas.

12.

Toma un vaso de agua con una cucharada de vinagre antes de las comidas.

13.

Haz ejercicio a diario. Cuarenta y cinco minutos son suficientes. Prioriza el entrenamiento de fuerza.

14.

No fumes.

15.

Reduce tu consumo de alcohol.

16.

Si vas a beber alcohol, mejor que sea vino.

17.

Toma el sol de la mañana todos los días.

18.

Busca un espacio para ti. Mímate, cuídate.

19.

Medita a diario.

20.

Procura dormir entre 7 y 9 horas. Acuéstate temprano. Haz la última comida antes de las 21 horas.

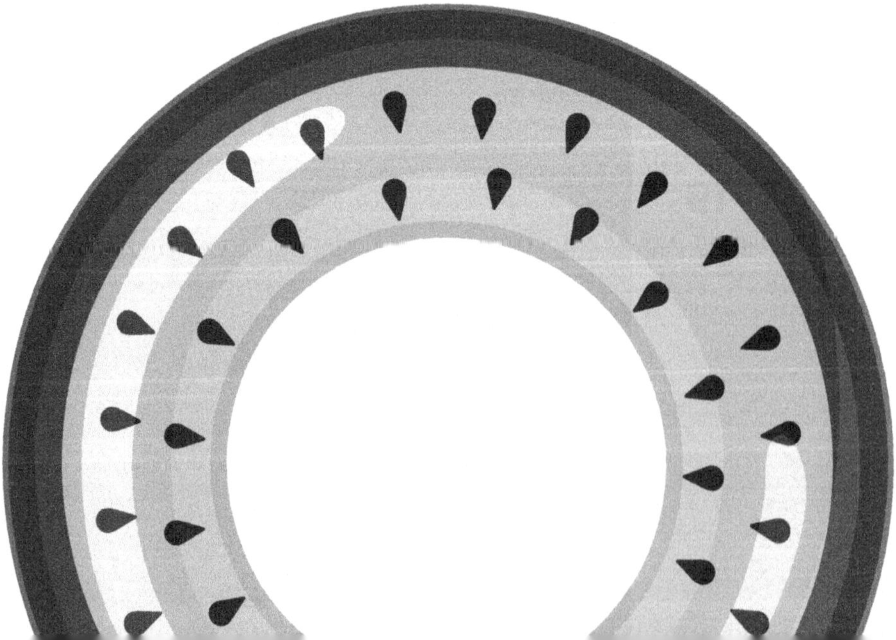

NOTAS BIBLIOGRÁFICAS

1. **Liesa, M., M. Palacín y A. Zorzano,** «Mitochondrial dynamics in mammalian health and disease», *Physiological Reviews*, 2009, 89 (3), 799-845. DOI:10.1152/physrev.00030.2008.
2. **Meier, U., y A. M. Gressner,** «Endocrine regulation of energy metabolism: review of pathobiochemical and clinical chemical aspects of leptin, ghrelin, adiponectin and resistin», *Clinical Chemistry*, 2004, 50, 1511-1525. DOI: 10.1373/clinchem.2004.032482.
3. **Gugliucci, A.,** «Glycation as the glucose link to diabetic complications», *The Journal of the American Osteopathic Association*, 2000, 100, 621-633.
4. **Rea, I. M., D. S. Gibson, V. McGilligan, S. E. McNerlan, H. D. Alexander y O. A. Ross,** «Age and age-related diseases: role of inflammation triggers and cytokines», *Frontiers in Immunology*, 2018, 9, 586. DOI: 10.3389/fimmu.2018.00586.
5. **Jones, S. A., y B. J. Jenkins,** «Recent insights into targeting the IL-6 cytokine family in inflammatory diseases and cancer», *Nature Reviews Immunology*, 2018, 18 (12), 773-789. DOI: 10.1038/s41577-018-0066-7.

6. **Coppack, S. W.,** «Pro-inflammatory cytokines and adipose tissue», *Proceedings of the Nutrition Society*, 2001, 60 (3), 349-56. DOI: 10.1079/pns2001110.
7. **Murer, S. B., I. Aeberli, C. P. Braegger, M. Gittermann, M. Hersberger, S. W. Leonard, *et al.*,** «Antioxidant supplements reduced oxidative stress and stabilized liver function tests but did not reduce inflammation in a randomized controlled trial in obese children and adolescents», *Journal of Nutrition*, 2014, 144 (2), 193-201. DOI: 10.3945/jn.113.185561.
8. **Chavarro, J. E., J. W. Rich-Edwards, B. A. Rosner y W. C. Willett,** «A prospective study of dietary carbohydrate quantity and quality in relation to risk of ovulatory infertility», *European Journal of Clinical Nutrition*, 2009, 63 (1), 78-86. DOI: 10.1038/sj.ejcn.1602904.
9. **Hsu I. R., S. P. Kim, M. Kabir y R. N. Bergman,** «Metabolic syndrome, hyperinsulinemia, and cancer», *The American Journal of Clinical Nutrition*, 2007, 86 (3), s867-s871. DOI: 10.1093/ajcn/86.3.867S.
10. **Zhang, A. M. Y., E. A. Wellberg, J. L. Kopp y J. D. Johnson,** «Hyperinsulinemia in obesity, inflammation, and cancer» *Diabetes & Metabolism Journal*, 2021, 45 (3), 285-311. DOI: 10.4093/dmj.2020.0250. *Erratum in: Diabetes & Metabolism Journal*, 2021, 45 (4), 622.
11. **Zubiría, M. G., J. P. Fariña, G. Moreno, J. J. Gagliardino, E. Spinedi y A. Giovambattista,** «Excess fructose intake-induced hypertrophic visceral adipose tissue results from unbalanced precursor cell adipogenic signals», *The FEBS Journal*, 2013, 280 (22), 5864-5874. DOI: 10.1111/febs.12511.

12. **Glendinning, J. I., L. Breinager, E. Kyrillou, K. Lacuna, R. Rocha y A. Sclafani,** «Differential effects of sucrose and fructose on dietary obesity in four mouse strains», *Physiology and Behavior*, 2010, 101 (3), 331-343. DOI: 10.1016/j.physbeh.2010.06.003.
13. **Kaaks, R.,** «Nutrition, insulin, IGF-1 metabolism and cancer risk: a summary of epidemiological evidence», *Novartis Foundation Symposia,* 2004, 262, 247-260; discussion 260-268.
14. **Coughlin, S. S. y S. A. Smith,** «The insulin-like growth factor axis, adipokines, physical activity, and obesity in relation to breast cancer incidence and recurrence», *Journal of Cancer Research and Clinical Oncology*, 2015, 4 (2), 24-31. DOI: 10.5539/cco.v4n2p24.
15. **Kasznicki, J., A. Sliwinska y J. Drzewoski,** «Metformin in cancer prevention and therapy», *Annals of Translational Medicine*, 2014, 2 (6), 57. DOI: 10.3978/j.issn.2305-5839.2014.06.01.
16. **Page, K. A., D. Seo, R. Belfort-DeAguiar, C. Lacadie, J. Dzuira, S. Naik, *et al.*,** «Circulating glucose levels modulate neural control of desire for high-calorie foods in humans», *The Journal of Clinical Investigation,* 2011, 121 (10), 4161-4169. DOI: 10.1172/JCI57873.
17. **St-Onge, M. P., A. Mikic y C. E. Pietrolungo,** «Effects of diet on sleep quality», *Advances in Nutrition,* 2016, 7 (5), 938-949. DOI: 10.3945/an.116.012336.
18. **Cohen, D. H., y D. LeRoith,** «Obesity, type 2 diabetes, and cancer: the insulin and IGF connection», *Endocrine-Related Cancer*, 2012, 19 (5), F27-F45. DOI: 10.1530/ERC-11-0374.

19. **Kang, C., D. LeRoith y E. J. Gallagher,** «Diabetes, obesity, and breast cancer», *Endocrinology,* 2018, 159 (11), 3801-3812. DOI: 10.1210/en.2018-00574.

20. **Krause, N., y A. Wegner,** «Fructose metabolism in cancer», *Cells,* 2020, 9 (12), 2635. DOI: 10.3390/cells9122635.

21. **Zhang, A. M. Y., J. Magrill, T. J. J. de Winter, X. Hu, S. Skovsø, D. F. Schaeffer, *et al.*,** «Endogenous hyperinsulinemia contributes to pancreatic cancer development», *Cell Metabolism,* 2019, 30 (3), 403-404. DOI: 10.1016/j.cmet.2019.07.003.

22. **Yee, L. D., J. E. Mortimer, R. Natarajan, E. C. Dietze y V. L. Seewaldt,** «Metabolic health, insulin, and breast cancer: why oncologists should care about insulin», *Frontiers in Endocrinology (Lausanne),* 2020, 11, 58. DOI: 10.3389/fendo.2020.00058.

23. **Thurston, R. C., S. R. El Khoudary, K. Sutton-Tyrrell, C. J. Crandall, B. Sternfeld, H. Joffe, *et al.*,** «Vasomotor symptoms and insulin resistance in the study of women's health across the nation», *The Journal of Clinical Endocrinology and Metabolism,* 2012, 97 (10), 3487-3494. DOI: 10.1210/jc.2012-1410.

24. **Breymeyer, K. L., J. W. Lampe, B. A. McGregor y M. L. Neuhouser,** «Subjective mood and energy levels of healthy weight and overweight/obese healthy adults on high-and low-glycemic load experimental diets», *Appetite,* 2016, 107, 253-259. DOI: 10.1016/j.appet.2016.08.008.

25. **Freckmann, G., S. Hagenlocher, A. Baumstark, N. Jendrike, R. C. Gillen, K. Rössner y C. Haug,** «Continuous glucose profiles in healthy subjects under everyday life conditions and after different meals», *Journal of Diabe-*

tes Science and Technology, 2007, 1 (5): 695-703. DOI: 10.1177/193229680700100513.

26. **Bjørnholt, J. V., G. Erikssen, E. Aaser, L. Sandvik, S. Nitter-Hauge, J. Jervell, *et al.***, «Fasting blood glucose: an underestimated risk factor for cardiovascular death. Results from a 22-year follow-up of healthy nondiabetic men», *Diabetes Care*, 1999, 22 (1), 45-49. DOI: 10.2337/diacare.22.1.45.
27. **Nguyen, Q. M., S. R. Srinivasan, J. H. Xu, W. Chen, L. Kieltyka y G. S. Berenson**, «Utility of childhood glucose homeostasis variables in predicting adult diabetes and related cardiometabolic risk factors: the Bogalusa Heart Study», *Diabetes Care*, 2010, 33 (3): 670-675. DOI: 10.2337/dc09-1635.
28. **Brambilla, P., E. La Valle, R. Falbo, G. Limonta, S. Signorini, F. Cappellini y P. Mocarelli**, «Normal fasting plasma glucose and risk of type 2 diabetes», *Diabetes Care*, 2011, 34 (6), 1372-1374. DOI: 10.2337/dc10-2263.
29. **Stattin, P., O. Björ, P. Ferrari, A. Lukanova, P. Lenner, B. Lindahl, *et al.***, «Prospective study of hyperglycemia and cancer risk», *Diabetes Care*, 2007, 30 (3), 561-567. DOI: 10.2337/dc06-0922.
30. **Node, K., y T. Inoue**, «Postprandial hyperglycemia as an etiological factor in vascular failure», *Cardiovascular Diabetology*, 2009, 8 (23). DOI: 10.1186/1475-2840-8-23.
31. **Astley, C. M., J. N. Todd, R. M. Salem, S. Vedantam, C. B. Ebbeling, P. L. Huang, *et al.***, «Genetic evidence that carbohydrate-stimulated insulin secretion leads to obesity», *Clinical Chemistry*, 2018, 64 (1), 192-200. DOI: 10.1373/clinchem.2017.280727.

32. **Ceriello, A., K. Esposito, L. Piconi, M. A. Ihnat, J. E. Thorpe, R. Testa, *et al.*,** «Oscillating glucose is more deleterious to endothelial function and oxidative stress than mean glucose in normal and type 2 diabetic patients», *Diabetes*, 2008, 57 (5), 1349-1354. DOI: 10.2337/db08-0063.
33. **Freckmann, G., S. Hagenlocher, A. Baumstark, N. Jendrike, R. C. Gillen, K. Rössner y C. Haug,** «Continuous glucose profiles in healthy subjects under everyday life conditions and after different meals», *Journal of Diabetes Science and Technology*, 2007, 1 (5), 695-703. DOI: 10.1177/193229680700100513.
34. **Hall, H., D. Perelman, A. Breschi, P. Limcaoco, R. Kellogg, T. McLaughlin y M. Snyder,** «Glucotypes reveal new patterns of glucose dysregulation», *PLOS Biology*, 2018, 16 (7), e2005143. DOI: 10.1371/journal.pbio.2005143.
35. **Suh, S., y J. H. Kim,** «Glycemic variability: how do we measure it and why is it important?», *Diabetes & Metabolism Journal*, 2015, 39 (4), 273-282. DOI: 10.4093/dmj.2015.39.4.273.
36. **Wolever, T. M., y J. B. Miller,** «Sugars and blood glucose control», *The American Journal of Clinical Nutrition*, 1995, 62 (1 Suppl.), 212S-221S; discussion 221S-227S. DOI: 10.1093/ajcn/62.1.212S.
37. **Atkinson, F. S., J. C. Brand-Miller, K. Foster-Powell, A. E. Buyken y J. Goletzke,** «International tables of glycemic index and glycemic load values 2021: a systematic review», *The American Journal of Clinical Nutrition*, 2021, 114 (5), 1625-1632. DOI: 10.1093/ajcn/nqab233.
38. **Atkinson, F. S., K. Foster-Powell y J. C. Brand-Miller,** «International tables of glycemic index and glycemic

load values: 2008», *Diabetes Care,* 2008, 31 (12), 2281-2283. DOI: 10.2337/dc08-1239.

39. **Atkinson, F. S., K. Foster-Powell y J. C. Brand-Miller,** «International tables of glycemic index and glycemic load values: 2008», *Diabetes Care,* 2008, 31 (12), 2281-2283. DOI: 10.2337/dc08-1239.

40. **Atkinson, F. S., J. C. Brand-Miller, K. Foster-Powell, A. E. Buyken y J. Goletzke,** «International tables of glycemic index and glycemic load values 2021: a systematic review», *The American Journal of Clinical Nutrition,* 2021, 114 (5), 1625-1632. DOI: 10.1093/ajcn/nqab233.

41. **Turati, F., C. Galeone, L. S. A. Augustin y C. La Vecchia,** «Glycemic index, glycemic load and cancer risk: an updated meta-analysis», *Nutrients,* 2019, 11 (10), 2342. DOI: 10.3390/nu11102342.

42. **Debras, C., E. Chazelas, B. Srour, C. Julia, E. Kesse-Guyot, L. Zelek, *et al.*,** «Glycemic index, glycemic load and breast cancer risk: Results from the prospective NutriNet-Santé cohort», *International Journal of Epidemiology,* 2022, 51 (1), 250-264. DOI: 10.1093/ije/dyab169.

43. **Livesey, G., R. Taylor, H. F. Livesey, A. E. Buyken, D. J. A. Jenkins, L. S. A. Augustin, *et al.*,** «Dietary glycemic index and load and the risk of type 2 diabetes: a systematic review and updated meta-analyses of prospective cohort studies», *Nutrients,* 2019, 11 (6), 1436. DOI: 10.1056/NEJMoa2007123.

44. **Jenkins, D. J. A., M. Dehghan, A. Mente, S. I. Bangdiwala, S. Rangarajan, K. Srichaikul, *et al.*,** «Glycemic index, glycemic load, and cardiovascular disease and mortality», *The New England Journal of Medicine,* 2021, 384 (14), 1312-1322. DOI: 10.1056/NEJMoa2007123.

45. **Institute of Food Technologists (IFT),** «Glycemic index foods at breakfast can control blood sugar throughout the day», *ScienceDaily,* 30 de marzo de 2012. Disponible en <www.sciencedaily.com/releases/2012/03/120330110204.htm>.
46. **Rabinovitz, H. R., M. Boaz, T. Ganz, D. Jakubowicz, Z. Matas, Z. Madar y J. Wainstein,** «Big breakfast rich in protein and fat improves glycemic control in type 2 diabetics», *Obesity,* 2014, 22 (5), E46-54. DOI: 10.1002/oby.20654.
47. **Park, Y. M., T. D. Heden, Y. Liu, L. M. Nyhoff, J. P. Thyfault, H. J. Leidy, J. A. Kanaley,** «A high-protein breakfast induces greater insulin and glucose-dependent insulinotropic peptide responses to a subsequent lunch meal in individuals with type 2 diabetes», *Journal of Nutrition,* 2015, 145 (3), 452-458. DOI: 10.3945/jn.114.202549.
48. **Shukla, A. P., R. G. Iliescu, C. E. Thomas y L. J. Aronne,** «Food order has a significant impact on postprandial glucose and insulin levels», *Diabetes Care,* 2015, 38 (7), e98-99. DOI: 10.2337/dc15-0429.
49. **Shukla, A. P., M. Dickison, N. Coughlin, A. Karan, E. Mauer, W. Truong, *et al.*,** «The impact of food order on postprandial glycaemic excursions in prediabetes», *Diabetes, Obesity and Metabolism,* 2019, 21 (2), 377-381. DOI: 10.1111/dom.13503.
50. **Sun, L., H. J. Goh, P. Govindharajulu, M. K. Leow y C. J. Henry,** «Postprandial glucose, insulin and incretin responses differ by test meal macronutrient ingestion sequence (PATTERN study)», *Clinical Nutrition,* 2020, 39 (3), 950-957. DOI: 10.1016/j.clnu.2019.04.001.

51. **Nishino, K., M. Sakurai, Y. Takeshita y T. Takamura,** «Consuming carbohydrates after meat or vegetables lowers postprandial excursions of glucose and insulin in nondiabetic subjects», *Journal of Nutritional Science and Vitaminology (Tokyo),* 2018, 64 (5), 316-320. DOI: 10.3177/jnsv.64.316.
52. **Nitta, A., S. Imai, S. Kajiayama, M. Matsuda, T. Miyawaki, S. Matsumoto, *et al.*,** «Impact of dietitian-led nutrition therapy of food order on 5-year glycemic control in outpatients with type 2 diabetes at primary care clinic: retrospective cohort study, *Nutrients,* 2022, 14 (14), 2865. DOI: 10.3390/nu14142865.
53. **Ahmed, S. R., S. Bellamkonda, M. Zilbermint, J. Wang y R. R. Kalvani,** «Effects of the low carbohydrate, high fat diet on glycemic control and body weight in patients with type 2 diabetes: experience from a community-based cohort», *BMJ Open Diabetes Research & Care,* 2020, 8 (1), e000980. DOI: 10.1136/bmjdrc-2019-000980.
54. **Chang, C. R., M. E. Francois y J. P. Little,** «Restricting carbohydrates at breakfast is sufficient to reduce 24-hour exposure to postprandial hyperglycemia and improve glycemic variability», *The American Journal of Clinical Nutrition,* 2019, 109 (5), 1302-1309. DOI: 10.1093/ajcn/nqy261.
55. **Pourafshar, S., N. S. Akhavan, K. S. George, E. M. Foley, S. A. Johnson, B. Keshavarz, *et al.*,** «Egg consumption may improve factors associated with glycemic control and insulin sensitivity in adults with pre- and type II diabetes», *Food & Function Journal,* 2018, 9 (8), 4469-4479. DOI: 10.1039/c8fo00194d.

56. **Johnston, C. S., y A. J. Buller,** «Vinegar and peanut products as complementary foods to reduce postprandial glycemia», *Journal of the American Dietetic Association,* 2005, 105 (12), 1939-1942. DOI: 10.1016/j.jada.2005.07.012.
57. **Lilly, L. N., C. J. Heiss, S. F. Maragoudakis, K. L. Braden y S. E. Smith,** «The effect of added peanut butter on the glycemic response to a high-glycemic index meal: a pilot study», *Journal of the American College of Nutrition,* 2019, 38 (4), 351-357. DOI: 10.1080/07315724.2018.1519404.
58. **White, A. M., y C. S. Johnston,** «Vinegar ingestion at bedtime moderates waking glucose concentrations in adults with well-controlled type 2 diabetes», *Diabetes Care,* 2007, 30 (11), 2814-2815. DOI: 10.2337/dc07-1062.
59. **Cheng, L. J., Y. Jiang, V. X. Wu y W. Wang,** «A systematic review and meta-analysis: vinegar consumption on glycaemic control in adults with type 2 diabetes mellitus, *Journal of Advanced Nursing,* 2020, 76 (2), 459-474. DOI: 10.1111/jan.14255.
60. **Bouderbala, H., H. Kaddouri, O. Kheroua y D. Saidi,** «Effet anti-obésogène du vinaigre de cidre de pomme chez le rat soumis à un régime hyperlipidique (Anti-obesogenic effect of apple cider vinegar in rats subjected to a high fat diet)», *Annales de Cardiologie et d'Angéiologie,* 2016, 65 (3), 208-213. DOI: 10.1016/j.ancard.2016.04.004.
61. **Halima, B. H., G. Sonia, K. Sarra, B. J. Houda, B. S. Fethi y A. Abdallah,** «Apple cider vinegar attenuates oxidative stress and reduces the risk of obesity in high-fat-

fed male Wistar rats», *Journal of Medicinal Food,* 2018, 21 (1), 70-80. DOI: 10.1089/jmf.2017.0039.

62. **Shishehbor, F., A. Mansoori, A. R. Sarkaki, M. T. Jalali y S. M. Latifi,** «Apple cider vinegar attenuates lipid profile in normal and diabetic rats», *Pakistan Journal of Biological Sciences,* 2008, 11 (23), 2634-2638. DOI: 10.3923/pjbs.2008.2634.2638.
63. **Kondo, T., M. Kishi, T. Fushimi, S. Ugajin y T. Kaga,** «Vinegar intake reduces body weight, body fat mass, and serum triglyceride levels in obese Japanese subjects», *Bioscience, Biotechnology, and Biochemistry,* 2009, 73 (8), 1837-1843. DOI: 10.1271/bbb.90231.
64. **Shishehbor, F., A. Mansoori y F. Shirani,** «Vinegar consumption can attenuate postprandial glucose and insulin responses; a systematic review and meta-analysis of clinical trials», *Diabetes Research and Clinical Practice,* 2017, 127, 1-9. DOI: 10.1016/j.diabres.2017.01.021.
65. **Santos, H. O., W. M. A. M. de Moraes, G. A. R. da Silva, J. Prestes y B. J. Schoenfeld,** «Vinegar (acetic acid) intake on glucose metabolism: a narrative review», *Clinical Nutrition ESPEN,* 2019, 32, 1-7. DOI: 10.1016/j.clnesp.2019.05.008.
66. **Gambon, D. L., H. S. Brand y E. C. Veerman,** «Ongezond afslanken. Erosie door appelazijn (Unhealthy weight loss. Erosion by apple cider vinegar)», *Nederlands Tijdschrift voor Tandheelkunde,* 2012, 119 (12), 589-591. DOI: 10.5177/ntvt.2012.12.12192.
67. **Richter, E. A., y M. Hargreaves,** «Exercise, GLUT4, and skeletal muscle glucose uptake», *Physiological Reviews,* 2013, 93 (3), 993-1017. DOI: 10.1152/physrev.00038.2012.

68. **Reynolds, A. N., J. I. Mann, S. Williams y B. J. Venn,** «Advice to walk after meals is more effective for lowering postprandial glycaemia in type 2 diabetes mellitus than advice that does not specify timing: a randomised crossover study», *Diabetologia,* 2016, 59 (12), 2572-2578. DOI: 10.1007/s00125-016-4085-2.

69. **Hinojosa, S. L., y C. J. Heiss,** «A study examining the effect of a short bout of postprandial walking on the glycemic effect of a meal: type 1 diabetes», *Journal of the American College of Nutrition,* 2017, 36 (8), 654-659. DOI: 10.1080/07315724.2017.1345337.

70. **Rees, J. L., C. R. Chang, M. E. François, A. Marcotte-Chénard, A. Fontvieille, N. D. Klaprat, *et al.*,** «Minimal effect of walking before dinner on glycemic responses in type 2 diabetes: outcomes from the multi-site E-PAraDiGM study», *Acta Diabetologica,* 2019, 56 (7), 755-765. DOI: 10.1007/s00592-019-01358-x.

71. **Holten, M. K., M. Zacho, M. Gaster, C. Juel, J. F. Wojtaszewski y F. Dela,** «Strength training increases insulin-mediated glucose uptake, GLUT4 content, and insulin signaling in skeletal muscle in patients with type 2 diabetes», *Diabetes,* 2004, 53 (2), 294-305. DOI: 10.2337/diabetes.53.2.294.

72. **Richter, E. A.,** «Is GLUT4 translocation the answer to exercise-stimulated muscle glucose uptake?», *American Journal of Physiology-Endocrinology and Metabolism, 2021,* 320 (2), E240-E243. DOI: 10.1152/ajpendo.00503.2020.

73. **Robinson, M. M., S. Dasari, A. R. Konopka, M. L. Johnson, S. Manjunatha, R. Ruiz Esponda, *et al.*,** «Enhanced protein translation underlies improved metabolic

and physical adaptations to different exercise training modes in young and old humans», *Cell Metabolism*, 2017, 25 (3), 581. DOI: 10.1016/j.cmet.2017.02.009.

74. **Sjöros, T. J., M. A. Heiskanen, K. K. Motiani, E. Löyttyniemi, J. J. Eskelinen, K. A. Virtanen, *et al.*,** «Increased insulin-stimulated glucose uptake in both leg and arm muscles after sprint interval and moderate-intensity training in subjects with type 2 diabetes or prediabetes», *Scandinavian Journal of Medicine & Science in Sports*, 2018, 28 (1), 77-87. DOI: 10.1111/sms.12875.

75. **Sheinboim, D., S. Parikh, P. Manich, I. Markus, S. Dahan, R. Parikh, *et al.*,** «An exercise-induced metabolic shield in distant organs blocks cancer progression and metastatic dissemination», *Cancer Research*, 2022, 82 (22), 4164-4178. DOI: 10.1158/0008-5472.CAN-22-0237.

76. **Hunt, R. H., M. Camilleri, S. E. Crowe, E. M. El-Omar, J. G. Fox, E. J. Kuipers, *et al.*,** «The stomach in health and disease», *Gut*, 2015, 64 (10), 1650-1668. DOI: 10.1136/gutjnl-2014-307595.

77. **Wanders, A. J., M. Mars, K. J. Borgonjen-van den Berg, C. de Graaf y E. J. Feskens,** «Satiety and energy intake after single and repeated exposure to gel-forming dietary fiber: post-ingestive effects», *International Journal of Obesity (London)*, 2014, 38 (6), 794-800. DOI: 10.1038/ijo.2013.176.

78. **Bell, K. J., C. E. Smart, G. M. Steil, J. C. Brand-Miller, B. King y H. A. Wolpert,** «Impact of fat, protein, and glycemic index on postprandial glucose control in type 1 diabetes: implications for intensive diabetes management in the continuous glucose monitoring era»,

Diabetes Care, 2015, 38 (6), 1008-1015. DOI: 10.2337/dc15-0100.

79. **Ma, J., D. R. Jesudason, J. E. Stevens, J. B. Keogh, K. L. Jones, P. M. Clifton, *et al.*,** «Sustained effects of a protein "preload" on glycaemia and gastric emptying over 4 weeks in patients with type 2 diabetes: a randomized clinical trial», *Diabetes Research and Clinical Practice*, 2015, 108 (2), e31-34. DOI: 10.1016/j.diabres.2015.02.019.

80. **Yu, K., M. Y. Ke, W. H. Li, S. Q. Zhang y X. C. Fang,** «The impact of soluble dietary fiber on gastric emptying, postprandial blood glucose and insulin in patients with type 2 diabetes», *Asia Pacific Journal of Clinical Nutrition*, 2014, 23 (2), 210-218. DOI: 10.6133/apjcn.2014.23.2.01.

81. **Karl, J. P., S. B. Roberts, E. J. Schaefer, J. A. Gleason, P. Fuss, H. Rasmussen, *et al.*,** «Effects of carbohydrate quantity and glycemic index on resting metabolic rate and body composition during weight loss», *Obesity*, 2015, 23 (11), 2190-2198. DOI: 10.1002/oby.21268.

82. **Bouvard, V., D. Loomis, K. Z. Guyton, Y. Grosse, F. El Ghissassi, L. Benbrahim-Tallaa, *et al.*,** «Carcinogenicity of consumption of red and processed meat», *The Lancet Oncology*, 2015, 16 (16), 1599-1600. DOI: 10.1016/S1470-2045(15)00444-1.

83. **Patterson, R. E., y D. D. Sears,** «Metabolic effects of intermittent fasting», *Annual Review of Nutrition*, 2017, 37, 371-393. DOI: 10.1146/annurev-nutr-071816-064634.

84. **Welton, S., R. Minty, T. O'Driscoll, H. Willms, D. Poirier, S. Madden y L. Kelly,** «Intermittent fasting and weight

loss: systematic review», *Canadian Family Physician,* 2020, 66 (2), 117-125.

85. **Clifton, K. K., C. X. Ma, L. Fontana y L. L. Peterson,** «Intermittent fasting in the prevention and treatment of cancer», *CA: A Cancer Journal for Clinicians,* 2021, 71 (6), 527-546. DOI: 10.3322/caac.21694.

86. **Gabel, K., K. Cares, K. Varady, V. Gadi y L. Tussing-Humphreys,** «Current evidence and directions for intermittent fasting during cancer chemotherapy», *Advances in Nutrition,* 2021, 13 (2), 667-680. DOI: 10.1093/advances/nmab132.

87. **Yuan, X., J. Wang, S. Yang, M. Gao, L. Cao, X. Li, *et al.*,** «Effect of intermittent fasting diet on glucose and lipid metabolism and insulin resistance in patients with impaired glucose and lipid metabolism: a systematic review and meta-analysis», *International Journal of Endocrinology,* 2022, 2022, 6999907. DOI: 10.1155/2022/6999907.

88. **Moro, T., G. Tinsley, A. Bianco, G. Marcolin, Q. F. Pacelli, G. Battaglia, *et al.*,** «Effects of eight weeks of time-restricted feeding (16/8) on basal metabolism, maximal strength, body composition, inflammation, and cardiovascular risk factors in resistance-trained males», *Journal of Translational Medicine,* 2016, 14 (1), 290. DOI: 10.1186/s12967-016-1044-0.

89. **Gu, C., N. Brereton, A. Schweitzer, M. Cotter, D. Duan, E. Børsheim, *et al.*,** «Metabolic effects of late dinner in healthy volunteers — A randomized crossover clinical trial», *The Journal of Clinical Endocrinology and Metabolism,* 2020, 105 (8), 2789-2802. DOI: 10.1210/clinem/dgaa354.

90. **Aly, S. M.**, «Role of intermittent fasting on improving health and reducing diseases», *International Journal of Health Sciences (Qassim)*, 2014, 8 (3), V-VI. DOI: 10.12816/0023985.

91. **Jordan, S., N. Tung, M. Casanova-Acebes, C. Chang, C. Cantoni, D. Zhang, *et al.***, «Dietary intake regulates the circulating inflammatory monocyte pool», *Cell*, 2019, 178 (5), 1102-1114.e17. DOI: 10.1016/j.cell.2019.07.050.

92. **Gu, C., N. Brereton, A. Schweitzer, M. Cotter, D. Duan, E. Børsheim, *et al.***, «Metabolic effects of late dinner in healthy volunteers — A randomized crossover clinical trial», *The Journal of Clinical Endocrinology and Metabolism*, 2020, 105 (8), 2789-2802. DOI: 10.1210/clinem/dgaa354.

93. **Kajiyama, S., S. Imai, Y. Hashimoto, C. Yamane, T. Miyawaki, S. Matsumoto, *et al.***, «Divided consumption of late-night-dinner improves glucose excursions in young healthy women: a randomized cross-over clinical trial», *Diabetes Research and Clinical Practice*, 2018, 136, 78-84. DOI: 10.1016/j.diabres.2017.11.033.

94. **Leung, G. K. W., C. E. Huggins, R. S. Ware y M. P. Bonham**, «Time of day difference in postprandial glucose and insulin responses: systematic review and meta-analysis of acute postprandial studies», *Chronobiology International*, 2020, 37 (3), 311-326. DOI: 10.1080/07420528.2019.1683856.

95. **Wang, P., F. M. Ren, Y. Lin, F. X. Su, W. H. Jia, X. F. Su, *et al.***, «Night-shift work, sleep duration, daytime napping, and breast cancer risk», *Sleep Medicine*, 2015, 16 (4), 462-468. DOI: 10.1016/j.sleep.2014.11.017.

96. **Brum, M. C. B., F. F. Dantas Filho, C. C. Schnorr, O. A. Bertoletti, G. B. Bottega y T. da Costa Rodrigues,** «Night shift work, short sleep and obesity», *Diabetology & Metabolic Syndrome,* 2020, 12, 13. DOI: 10.1186/s13098-020-0524-9.

97. **Kogevinas, M., A. Espinosa, A. Castelló, I. Gómez-Acebo, M. Guevara, V. Martin, *et al.*,** «Effect of mistimed eating patterns on breast and prostate cancer risk (MCC-Spain Study)», *International Journal of Cancer,* 2018, 143 (10), 2380-2389. DOI: 10.1002/ijc.31649.

98. **Li, M., L. A. Tse, W. C. Chan, C. H. Kwok, S. L. Leung, C. Wu, *et al.*,** «Nighttime eating and breast cancer among Chinese women in Hong Kong», *Breast Cancer Research,* 2017, 19 (1), 31. DOI: 10.1186/s13058-017-0821-x.

99. **Halajzadeh, J., A. Milajerdi, Ž. Reiner, E. Amirani, F. Kolahdooz, M. Barekat, *et al.*,** «Effects of resistant starch on glycemic control, serum lipoproteins and systemic inflammation in patients with metabolic syndrome and related disorders: a systematic review and meta-analysis of randomized controlled clinical trials», *Critical Reviews in Food Science and Nutrition,* 2020, 60 (18), 3172-3184. DOI: 10.1080/10408398.2019.1680950.

100. **Dmitrieva-Posocco, O., A. C. Wong, P. Lundgren, A. M. Golos, H. C. Descamps, L. Dohnalová, *et al.*,** «β-Hydro xybutyrate suppresses colorectal cancer», *Nature,* 2022, 605 (7908), 160-165. DOI: 10.1038/s41586-022-04649-6.

101. **Villarroel Heise, P., C. Gómez, C. Vera y J. Torres,** «Resistant starch: technological characteristics and physiological interests», *Revista Chilena de Nutrición,* 2018, 45 (3), 271-278. DOI: 10.4067/S0717-75182018000400271.

102. **Xiong, K., J. Wang, T. Kang, F. Xu y A. Ma,** «Effects of resistant starch on glycaemic control: a systematic review and meta-analysis», *British Journal of Nutrition,* 2021, 125 (11), 1260-1269. DOI: 10.1017/S0007 114520 003700.

103. **Higgins, J. A., e I. L. Brown,** «Resistant starch: a promising dietary agent for the prevention/treatment of inflammatory bowel disease and bowel cancer», *Current Opinion in Gastroenterology,* 2013, 29 (2), 190-194. DOI: 10.1097/MOG.0b013e32835b9aa3.

104. **Raigond, P., R. Ezekiel y B. Raigond,** «Resistant starch in food: a review», *Journal of the Science of Food and Agriculture,* 2015, 95 (10), 1968-1978. DOI: 10.1002/jsfa.6966.

105. **Nedeltcheva, A. V., y F. A. Scheer,** «Metabolic effects of sleep disruption, links to obesity and diabetes», *Current Opinion in Endocrinology, Diabetes and Obesity,* 2014, 21 (4), 293-298. DOI: 10.1097/MED.000000 0000000082.

106. **Simon, S. L., C. D. Behn, M. Cree-Green, J. L. Kaar, L. Pyle, S. M. M. Hawkins, *et al.*,** «Too late and not enough: school year sleep duration, timing, and circadian misalignment are associated with reduced insulin sensitivity in adolescents with overweight/obesity», *The Journal of Pediatrics,* 2019, 205, 257-264. DOI: 10.1016/j.jpeds.2018.10.027.

107. **Donga, E., M. van Dijk, J. G. van Dijk, N. R. Biermasz, G. J. Lammers, K. W. van Kralingen, *et al.*,** «A single night of partial sleep deprivation induces insulin resistance in multiple metabolic pathways in healthy subjects»,

The Journal of Clinical Endocrinology and Metabolism, 2010, 95 (6), 2963-2968. DOI: 10.1210/jc.2009-2430.

108. **Ko, Y., y J. Y. Lee,** «Effects of feet warming using bed socks on sleep quality and thermoregulatory responses in a cool environment», *Journal of Physiological Anthropology*, 2018, 37 (1), 13. DOI: 10.1186/s40101-018-0172-z.

109. **Bennett, J. M., G. Reeves, G. E. Billman y J. P. Sturmberg,** «Inflammation-nature's way to efficiently respond to all types of challenges: implications for understanding and managing "the epidemic" of chronic diseases», *Frontiers in medicine (Lausanne)*, 2018, 5, 316. DOI: 10.3389/fmed.2018.00316.

110. **Proctor, M. J., D. C. McMillan, P. G. Horgan, C. D. Fletcher, D. Talwar y D. S. Morrison,** «Systemic inflammation predicts all-cause mortality: a Glasgow inflammation outcome study», *PLoS One*, 2015, 10 (3), e0116206. DOI: 10.1371/journal.pone.0116206.

111. **Kawanishi, S., S. Ohnishi, N. Ma, Y. Hiraku y M. Murata,** «Crosstalk between DNA damage and inflammation in the multiple steps of carcinogenesis», *International Journal of Molecular Sciences*, 2017, 18 (8), 1808. DOI: 10.3390/ijms18081808.

112. **Park, H. L., S. H. Shim, E. Y. Lee, W. Cho, S. Park, H. J. Jeon, *et al.*,** «Obesity-induced chronic inflammation is associated with the reduced efficacy of influenza vaccine», *Human Vaccines & Immunotherapeutics*, 2014, 10 (5), 1181-1186. DOI: 10.4161/hv.28332.

113. **Germolec, D. R., K. A. Shipkowski, R. P. Frawley y E. Evans,** «Markers of inflammation», *Methods in Molecular*

Biology, 2018, 1803, 57-79. DOI: 10.1007/978-1-4939-8549-4_5.

114. **Rodríguez-Carrio, J., M. Alperi-López, P. López, Á. I. Pérez-Álvarez, M. Gil-Serret, N. Amigó, *et al.*,** «GlycA levels during the earliest stages of rheumatoid arthritis: potential use as a biomarker of subclinical cardiovascular disease», *Journal of Clinical Medicine,* 2020, 9 (8), 2472. DOI: 10.3390/jcm9082472.

115. **Liu, S., J. E. Manson, J. E. Buring, M. J. Stampfer, W. C. Willett y P. M. Ridker,** «Relation between a diet with a high glycemic load and plasma concentrations of high-sensitivity C-reactive protein in middle-aged women», *The American Journal of Clinical Nutrition,* 2002, 75 (3), 492-498. DOI: 10.1093/ajcn/75.3.492.

116. **Pahwa, R., A. Goyal e I. Jialal,** «Chronic inflammation», en *StatPearls,* Treasure Island (FL), StatPearls Publishing, 2022.

117. **Singh, N., D. Baby, J. P. Rajguru, P. B. Patil, S. S. Thakkannavar y V. B. Pujari,** «Inflammation and cancer», *Annals of African Medicine,* 2019, 18 (3), 121-126. DOI: 10.4103/aam.aam_56_18.

118. **Chu, A. L., M. Hickman, N. Steel, P. B. Jones, G. Davey Smith y G. M. Khandaker,** «Inflammation and depression: a public health perspective», *Brain, Behavior, and Immunity,* 2021, 95, 1-3. DOI: 10.1016/j.bbi.2021.04.015.

119. **Burhans, M. S., D. K. Hagman, J. N. Kuzma, K. A. Schmidt y M. Kratz,** «Contribution of adipose tissue inflammation to the development of type 2 diabetes mellitus», *Comprehensive Physiology,* 2018, 9 (1), 1-58. DOI: 10.1002/cphy.c170040.

120. **Byrd, D. A., S. E. Judd, W. D. Flanders, T. J. Hartman, V. Fedirko y R. M. Bostick,** «Development and validation of novel dietary and lifestyle inflammation scores», *Journal of Nutrition,* 2019, 149 (12), 2206-2218. DOI: 10.1093/jn/nxz165.
121. **Tabung, F. K., S. A. Smith-Warner, J. E. Chavarro, K. Wu, C. S. Fuchs, F. B. Hu, *et al.*,** «Development and validation of an empirical dietary inflammatory index», *Journal of Nutrition,* 2016, 146 (8), 1560-1570. DOI: 10.3945/jn.115.228718.
122. **Tabung, F. K., L. Liu, W. Wang, T. T. Fung, K. Wu, S. A. Smith-Warner, *et al.*,** «Association of dietary inflammatory potential with colorectal cancer risk in men and women», *JAMA Oncology,* 2018, 4 (3), 366-373. DOI: 10.1001/jamaoncol.2017.4844. *Erratum in: JAMA Oncology,* 2019, 5 (4), 579.
123. **Ciccone, M. M., F. Cortese, M. Gesualdo, S. Carbonara, A. Zito, G. Ricci, *et al.*,** «Dietary intake of carotenoids and their antioxidant and anti-inflammatory effects in cardiovascular care», *Mediators of Inflammation,* 2013, 2013, 782137. DOI: 10.1155/2013/782137.
124. **Maleki, S. J., J. F. Crespo y B. Cabanillas,** «Anti-inflammatory effects of flavonoids», *Food Chemistry,* 2019, 299, 125124. DOI: 10.1016/j.foodchem.2019.125124.
125. **He, Y., Y. Yue, X. Zheng, K. Zhang, S. Chen y Z. Du,** «Curcumin, inflammation, and chronic diseases: how are they linked?», *Molecules,* 2015, 20 (5), 9183-9213. DOI: 10.3390/molecules20059183.
126. **Drew, D. A., Y. Cao y A. T. Chan,** «Aspirin and colorectal cancer: the promise of precision chemopreven-

tion», *Nature Reviews Cancer,* 2016, 16 (3), 173-186. DOI: 10.1038/nrc.2016.4.

127. **Loomans-Kropp, H. A., P. Pinsky, Y. Cao, A. T. Chan y A. Umar,** «Association of aspirin use with mortality risk among older adult participants in the prostate, lung, colorectal, and ovarian cancer screening trial», *JAMA Network Open,* 2019, 2 (12), e1916729. DOI: 10.1001/jamanetworkopen.2019.16729.

128. **McNeil, J. J., P. Gibbs, S. G. Orchard, J. E. Lockery, W. B. Bernstein, Y. Cao, *et al.*,** «Effect of aspirin on cancer incidence and mortality in older adults», *Journal of the National Cancer Institute,* 2021, 113 (3), 258-265. DOI: 10.1093/jnci/djaa114.

129. **Swain, A. R., S. P. Dutton y A. S. Truswell,** «Salicylates in foods», *Journal of the American Dietetic Association,* 1985, 85 (8), 950-960.

130. **Lawrence, J. R., R. Peter, G. J. Baxter, J. Robson, A. B. Graham y J. R. Paterson,** «Urinary excretion of salicyluric and salicylic acids by non-vegetarians, vegetarians, and patients taking low dose aspirin», *Journal of Clinical Pathology,* 2003, 56 (9), 651-653. DOI: 10.1136/jcp.56.9.651.

131. **Paterson, J. R., R. Srivastava, G. J. Baxter, A. B. Graham y J. R. Lawrence,** «Salicylic acid content of spices and its implications», *Journal of Agricultural and Food Chemistry,* 2006, 54 (8), 2891-2896. DOI: 10.1021/jf058158w.

132. **Duthie, G. G., y A. D. Wood,** «Natural salicylates: foods, functions and disease prevention», *Food & Function,* 2011, 2 (9), 515-520. DOI: 10.1039/c1fo10128e.

133. **Tsigalou, C., T. Konstantinidis, A. Paraschaki, E. Stavropoulou, C. Voidarou y E. Bezirtzoglou,** «Mediterranean diet as a tool to combat inflammation and chronic diseases. An overview», *Biomedicines,* 2020, 8 (7), 201. DOI: 10.3390/biomedicines8070201.

134. **Malesza, I. J., M. Malesza, J. Walkowiak, N. Mussin, D. Walkowiak, R. Aringazina, *et al.*,** «High-fat, western-style diet, systemic inflammation, and gut microbiota: a narrative review», *Cells,* 2021, 10 (11), 3164. DOI: 10.3390/cells10113164.

135. **Van den Munckhof, I. C. L., A. Kurilshikov, R. Ter Horst, N. P. Riksen, L. A. B. Joosten, A. Zhernakova, *et al.*,** «Role of gut microbiota in chronic low-grade inflammation as potential driver for atherosclerotic cardiovascular disease: a systematic review of human studies», *Obesity Reviews,* 2018, 19 (12), 1719-1734. DOI: 10.1111/obr.12750.

136. **Jayashree, B., Y. S. Bibin, D. Prabhu, C. S. Shanthirani, K. Gokulakrishnan, B. S. Lakshmi, *et al.*,** «Increased circulatory levels of lipopolysaccharide (LPS) and zonulin signify novel biomarkers of proinflammation in patients with type 2 diabetes», *Molecular and Cellular Biochemistry,* 2014, 388 (1-2), 203-10. DOI: 10.1007/s11010-013-1911-4.

137. **Mosca, A., M. Leclerc y J. P. Hugot,** «Gut microbiota diversity and human diseases: should we reintroduce key predators in our ecosystem?», *Frontiers in Microbiology,* 2016, 7, 455. DOI: 10.3389/fmicb.2016.00455.

138. **Merra, G., A. Noce, G. Marrone, M. Cintoni, M. G. Tarsitano, A. Capacci y A. de Lorenzo,** «Influence of Medite-

rranean diet on human gut microbiota», *Nutrients,* 2020, 13 (1), 7. DOI: 10.3390/nu13010007.

139. **Wang, X., P. Zhang y X. Zhang,** «Probiotics regulate gut microbiota: an effective method to improve immunity», *Molecules,* 2021, 26 (19), 6076. DOI: 10.3390/molecules26196076.

140. **Badgeley, A., H. Anwar, K. Modi, P. Murphy y A. Lakshmikuttyamma,** «Effect of probiotics and gut microbiota on anti-cancer drugs: mechanistic perspectives», *Biochimica et Biophysica Acta - Reviews on Cancer,* 2021, 1875 (1), 188494. DOI: 10.1016/j.bbcan.2020.188494.

141. **Watzl, B.,** «Anti-inflammatory effects of plant-based foods and of their constituents», *International Journal for Vitamin and Nutrition Research,* 2008, 78 (6), 293-298. DOI: 10.1024/0300-9831.78.6.293.

142. **Zhu, F., B. Du y B. Xu,** «Anti-inflammatory effects of phytochemicals from fruits, vegetables, and food legumes: a review», *Critical Reviews in Food Science and Nutrition,* 2018, 58 (8), 1260-1270. DOI: 10.1080/10408398.2016.1251390.

143. **Hosseini, B., B. S. Berthon, A. Saedisomeolia, M. R. Starkey, A. Collison, P. A. B. Wark y L. G. Wood,** «Effects of fruit and vegetable consumption on inflammatory biomarkers and immune cell populations: a systematic literature review and meta-analysis», *The American Journal of Clinical Nutrition,* 2018, 108 (1), 136-155. DOI: 10.1093/ajcn/nqy082.

144. **Terra, X., G. Montagut, M. Bustos, N. Llopiz, A. Ardèvol, C. Bladé,** ***et al.,*** «Grape-seed procyanidins prevent low-grade inflammation by modulating cytokine expression in rats fed a high-fat diet», *Journal of Nutri-*

tional Biochemistry, 2009, 20 (3), 210-218. DOI: 10.1016/j.jnutbio.2008.02.005.

145. **Yu, Z., V. S. Malik, N. Keum, F. B. Hu, E. L. Giovannucci, M. J. Stampfer, *et al.*,** «Associations between nut consumption and inflammatory biomarkers», *The American Journal of Clinical Nutrition,* 2016, 104 (3), 722-728. DOI: 10.3945/ajcn.116.134205.

146. **Fernandes, J., M. Fialho, R. Santos, C. Peixoto-Plácido, T. Madeira, N. Sousa-Santos, *et al.*,** «Is olive oil good for you? A systematic review and meta-analysis on anti-inflammatory benefits from regular dietary intake», *Nutrition,* 2020, 69, 110559. DOI: 10.1016/j.nut.2019.110559.

147. **Hess, J. M., C. B. Stephensen, M. Kratz y B. W. Bolling,** «Exploring the links between diet and inflammation: dairy foods as case studies», *Advances in Nutrition,* 2021, 12 (suppl. 1), 1S-13S. DOI: 10.1093/advances/nmab108.

148. **Şanlier, N., B. B. Gökcen y A. C. Sezgin,** «Health benefits of fermented foods», *Critical Reviews in Food Science and Nutrition,* 2019, 59 (3), 506-527. DOI: 10.1080/10408398.2017.1383355.

149. **Song, X., H. Wang, C. Su, Z. Wang, F. Huang, J. Zhang, *et al.*,** «Association of time-of-day energy intake patterns with nutrient intakes, diet quality, and insulin resistance», *Nutrients,* 2021, 13 (3), 725. DOI: 10.3390/nu13030725.

150. **Yang, J., X. Fu, X. Liao y Y. Li,** «Association of problematic smartphone use with poor sleep quality, depression, and anxiety: a systematic review and me-

ta-analysis», *Psychiatry Research,* 2020, 284, 112686. DOI: 10.1016/j.psychres.2019.112686.

151. **Atrooz, F., y S. Salim,** «Sleep deprivation, oxidative stress and inflammation», *Advances in Protein Chemistry and Structural Biology,* 2020, 119, 309-336. DOI: 10.1016/bs.apcsb.2019.03.001.

152. **Reiter, R. J., J. R. Calvo, M. Karbownik, W. Qi y D. X. Tan,** «Melatonin and its relation to the immune system and inflammation», *Annals of the New York Academy of Sciences,* 2000, 917, 376-386. DOI: 10.1111/ j.1749-6632.2000.tb05402.x.

153. **Cardinali, D. P.,** «Melatonin and healthy aging», *Vitamins and Hormones,* 2021, 115, 67-88. DOI: 10.1016/bs.vh.2020.12.004.

154. **Ostrin, L. A.,** «Ocular and systemic melatonin and the influence of light exposure», *Clinical and Experimental Optometry,* 2019, 102 (2), 99-108. DOI: 10.1111/cxo.12824.

155. **Cajochen, C., K. Kräuchi y A. Wirz-Justice,** «Role of melatonin in the regulation of human circadian rhythms and sleep», *Journal of Neuroendocrinology,* 2003, 15 (4), 432-437. DOI: 10.1046/j.1365-2826.2003.00989.x.

156. **Cho, J. H., S. Bhutani, C. H. Kim y M. R. Irwin,** «Anti-inflammatory effects of melatonin: a systematic review and meta-analysis of clinical trials», *Brain, Behavior, and Immunity,* 2021, 93, 245-253. DOI: 10.1016/j.bbi.2021.01.034.

157. **Zarezadeh, M., M. Khorshidi, M. Emami, P. Janmohammadi, H. Kord-Varkaneh, S. M. Mousavi, *et al.*,** «Melatonin supplementation and pro-inflammatory mediators: a systematic review and meta-analysis of clinical trials»,

European Journal of Nutrition, 2020, 59 (5), 1803-1813. DOI: 10.1007/s00394-019-02123-0.

158. **El-Sharkawy, A., y A. Malki**, «Vitamin D signaling in inflammation and cancer: molecular mechanisms and therapeutic implications», *Molecules*, 2020, 25 (14), 3219. DOI: 10.3390/molecules25143219.

159. **Heaney, R. P.**, «Vitamin D in health and disease», *Clinical Journal of the American Society of Nephrology*, 2008, 3 (5), 1535-1541. DOI: 10.2215/CJN.01160308.

160. **González-Molero, I., S. Morcillo, S. Valdés, V. Pérez-Valero, P. Botas, E. Delgado, *et al.***, «Vitamin D deficiency in Spain: a population-based cohort study», *European Journal of Clinical Nutrition*, 2011, 65 (3), 321-328. DOI: 10.1038/ejcn.2010.265.

161. **Chupel, M. U., F. Direito, G. E. Furtado, L. G. Minuzzi, F. M. Pedrosa, J. C. Colado, *et al.***, «Strength training decreases inflammation and increases cognition and physical fitness in older women with cognitive impairment», *Frontiers in Physiology*, 2017, 8, 377. DOI: 10.3389/fphys.2017.00377.

162. **Celik, O., y B. O. Yildiz**, «Obesity and physical exercise», *Minerva Endocrinology (Torino)*, 2021, 46 (2), 131-144. DOI: 10.23736/S2724-6507.20.03361-1.

163. **Cerqueira, É., D. A. Marinho, H. P. Neiva y O. Lourenço**, «Inflammatory effects of high and moderate intensity exercise-a systematic review», *Frontiers in Physiology*, 2020, 10, 1550. DOI: 10.3389/fphys.2019.01550.

164. **Mariotti, A.**, «The effects of chronic stress on health: new insights into the molecular mechanisms of brain-body communication», *Future Science OA*, 2015, 1 (3), FSO23. DOI: 10.4155/fso.15.21.

165. **Rosenkranz, M. A., A. Lutz, D. M. Perlman, D. R. Bachhuber, B. S. Schuyler, D. G. MacCoon y R. J. Davidson,** «Reduced stress and inflammatory responsiveness in experienced meditators compared to a matched healthy control group», *Psychoneuroendocrinology,* 2016, 68, 117-125. DOI: 10.1016/j.psyneuen.2016.02.013.

166. **Strzelak, A., A. Ratajczak, A. Adamiec y W. Feleszko,** «Tobacco smoke induces and alters immune responses in the lung triggering inflammation, allergy, asthma and other lung diseases: a mechanistic review», *International Journal of Environmental Research and Public Health,* 2018, 15 (5), 1033. DOI: 10.3390/ijerph15051033.

167. **Ma, Y., J. R. Hébert, W. Li, E. R. Bertone-Johnson, B. Olendzki, S. L. Pagoto, *et al.*,** «Association between dietary fiber and markers of systemic inflammation in the Women's Health Initiative Observational Study», *Nutrition,* 2008, 24 (10), 941-949. DOI: 10.1016/j.nut.2008.04.005.

168. **Moua, E. D., C. Hu, N. Day, N. G. Hord e Y. Takata,** «Coffee consumption and C-reactive protein levels: a systematic review and meta-analysis», *Nutrients,* 2020, 12 (5), 1349. DOI: 10.3390/nu12051349.

169. **Peng, Y., M. Ao, B. Dong, Y. Jiang, L. Yu, Z. Chen, *et al.*,** «Anti-inflammatory effects of curcumin in the inflammatory diseases: status, limitations and countermeasures», *Drug Design, Development and Therapy,* 2021, 15, 4503-4525. DOI: 10.2147/DDDT.S327378.

170. **Calder, P. C.,** «Omega-3 fatty acids and inflammatory processes: from molecules to man», *Biochemical Society Transactions,* 2017, 45 (5), 1105-1115. DOI: 10.1042/BST20160474.

171. **Bajerska, J., K. Łagowska, M. Mori, J. Reguła, A. Skoczek-Rubińska, T. Toda, *et al.*,** «A meta-analysis of randomized controlled trials of the effects of soy intake on inflammatory markers in postmenopausal women», *Journal of Nutrition*, 2022, 152 (1), 5-15. DOI: 10.1093/jn/nxab325.
172. **Parikh, M., T. G. Maddaford, J. A. Austria, M. Aliani, T. Netticadan y G. N. Pierce,** «Dietary flaxseed as a strategy for improving human health», *Nutrients*, 2019, 11 (5), 1171. DOI: 10.3390/nu11051171.
173. **Kökten, T., F. Hansmannel, N. C. Ndiaye, A. C. Heba, D. Quilliot, N. Dreumont, *et al.*,** «Calorie restriction as a new treatment of inflammatory diseases», *Advances in Nutrition*, 2021, 12 (4), 1558-1570. DOI: 10.1093/advances/nmaa179.
174. **Satokari, R.,** «High intake of sugar and the balance between pro- and anti-inflammatory gut bacteria», *Nutrients*, 2020, 12 (5), 1348. DOI: 10.3390/nu12051348.
175. **Da Ros, A., A. Polo, C. G. Rizzello, M. Acin-Albiac, M. Montemurro, R. Di Cagno y M. Gobbetti,** «Feeding with sustainably sourdough bread has the potential to promote the healthy microbiota metabolism at the colon level», *Microbiology Spectrum*, 2021, 9 (3), e0049421. DOI: 10.1128/Spectrum.00494-21.
176. **Rolim, M. E., M. I. Fortes, A. von Frankenberg y C. K. Duarte,** «Consumption of sourdough bread and changes in the glycemic control and satiety: a systematic review», *Critical Reviews in Food Science and Nutrition*, 2022, Aug, 1-16. DOI: 10.1080/10408398.2022.2108756.
177. **Aldunce, P., A. Espinoza, R. Ramírez y V. Sambra,** «Análisis comparativo de la respuesta e índice glicémico,

carga glicémica y saciedad de leche alta en proteínas y leche sin lactosa en sujetos sanos», *Revista Chilena de Nutrición,* 2022, 49 (1), 25-33.

178. **Kanaley, J. A., T. D. Heden, Y. Liu y T. J. Fairchild,** «Alteration of postprandial glucose and insulin concentrations with meal frequency and composition», *British Journal of Nutrition,* 2014, 112 (9), 1484-1493. DOI: 10.1017/S0007114514002128.

179. **Romão, B., A. L. Falcomer, G. Palos, S. Cavalcante, R. B. A. Botelho, E. Y. Nakano, *et al.*,** «Glycemic index of gluten-free bread and their main ingredients: a systematic review and meta-analysis», *Foods,* 2021, 10 (3), 506. DOI: 10.3390/foods10030506.

180. **Jiang, T. A.,** «Health benefits of culinary herbs and spices», *Journal of AOAC International,* 2019, 102 (2), 395-411. DOI: 10.5740/jaoacint.18-0418.

181. **Morais, S., A. Costa, G. Albuquerque, N. Araújo, C. Pelucchi, C. S. Rabkin, *et al.*,** «Salt intake and gastric cancer: a pooled analysis within the Stomach cancer Pooling (StoP) Project», *Cancer Causes & Control,* 2022, 33 (5), 779-791. DOI: 10.1007/s10552-022-01565-y.

182. **Lv, J., L. Qi, C. Yu, L. Yang, Y. Guo, Y. Chen, *et al.*,** «Consumption of spicy foods and total and cause specific mortality: population based cohort study», *The BMJ,* 2015, 351, h3942. DOI: 10.1136/bmj.h3942.

183. **Chopan, M., y B. Littenberg,** «The association of hot red chili pepper consumption and mortality: a large population-based cohort study», *PLoS One,* 2017, 12 (1), e0169876. DOI: 10.1371/journal.pone.0169876.

184. **Bipat, R., y J. R. Toelsie,** «Drinking water with consumption of a jelly filled doughnut has a time de-

pendent effect on the postprandial blood glucose level in healthy young individuals», *Clinical Nutrition ESPEN*, 2018, 27, 20-23. DOI: 10.1016/j.clnesp.2018.07.007.

185. **Smith, H. A., A. Hengist, J. Thomas, J. P. Walhin, P. Heath, O. Perkin, *et al.*,** «Glucose control upon waking is unaffected by hourly sleep fragmentation during the night, but is impaired by morning caffeinated coffee», *British Journal of Nutrition*, 2020, 124 (10), 1114-1120. DOI: 10.1017/S0007114520001865.

186. **Moisey, L. L., L. E. Robinson y T. E. Graham,** «Consumption of caffeinated coffee and a high carbohydrate meal affects postprandial metabolism of a subsequent oral glucose tolerance test in young, healthy males», *British Journal of Nutrition*, 2010, 103 (6), 833-841. DOI: 10.1017/S0007114509992406.

187. **Dandin, E., Ü. V. Üstündağ, İ., Ünal, P. S. Ateş-Kalkan, D. Cansiz, M. Beler, *et al.*,** «Stevioside ameliorates hyperglycemia and glucose intolerance, in a diet-induced obese zebrafish model, through epigenetic, oxidative stress and inflammatory regulation», *Obesity Research & Clinical Practice*, 2022, 16 (1), 23-29. DOI: 10.1016/j.orcp.2022.01.002.

188. **Wölnerhanssen, B. K., A. C. Meyer-Gerspach, C. Beglinger y M. S. Islam,** «Metabolic effects of the natural sweeteners xylitol and erythritol: a comprehensive review», *Critical Reviews in Food Science and Nutrition*, 2020, 60 (12), 1986-1998. DOI: 10.1080/10408398.2019.1623757.